Arte e Comunicação representam dois conceitos inseparáveis. Deste modo, reúnem-se na mesma colecção obras que abordam a Estética em geral, as diferentes artes em particular, os aspectos sociológicos e políticos da Arte, assim como a Comunicação Social e os meios que ela utiliza.

A ESTÉTICA

Título original:
L'Esthétique

© Presses Universitaires de France, 1994

Tradução do Gabinete Editorial de Edições 70

Capa: FBA

Depósito Legal n.º

Biblioteca Nacional de Portugal – Catalogação na Publicação

HUISMAN, Denis, 1929-

A estética. – (Arte & comunicação ; 62)
ISBN 978-972-44-1504-8

CDU 111.852
7.01

ISBN: 978-972-44-1504-8
ISBN da 4ª edição: 978-972-44-1422-5
ISBN da 3ª edição: 972-44-1256-3
ISBN da 2ª edição: 972-44-0946-5
ISBN da 1ª edição (na coleção Biblioteca Básica de Filosofia): 972-44-0245-2

Paginação:
MA

Impressão e acabamento:
DPS – DIGITAL PRINTING SERVICES
para
EDIÇÕES 70, LDA.

Direitos reservados para todos os países de língua portuguesa
por Edições 70, uma chancela de Edições Almedina, S.A.

EDIÇÕES 70, Lda.
Av. Eng.º Arantes e Oliveira, n.º 11 – 3.º C - 1900-221 Lisboa / Portugal
Telefs.: 213 190 240 – Fax: 213 190 249
e-mail: geral@edicoes70.pt

www.edicoes70.pt

Esta obra está protegida pela lei. Não pode ser reproduzida,
no todo ou em parte, qualquer que seja o modo utilizado,
incluindo fotocópia e xerocópia, sem prévia autorização do Editor.
Qualquer transgressão à lei dos Direitos de Autor será passível
de procedimento judicial.

DENIS HUISMAN
A ESTÉTICA

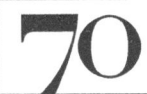

INTRODUÇÃO

«A Estética nasceu um dia de uma observação e de um apetite de Filósofo» (¹), dizia Paul Valéry. Com a Ética e a Lógica, forma a tríade das «ciências-normativas» a que Wundt se referia, um desses conjuntos de regras que se impõem à vida do espírito. Poderia dizer-se que às regras da acção e da ciência, às leis do Bem e do Verdadeiro, aos códigos da conduta e do raciocínio correspondem termo a termo os três alvos da Estética: as regras da Arte, as leis do Belo, o código do Gosto. Efectivamente, seria mais exacto dizer com Hegel: «A Filosofia da Arte forma um elo necessário no conjunto da filosofia» (²).

Mas, o que é exactamente a Estética?

Num primeiro sentido — que, aliás, é o seu sentido primordial — a Filosofia da Arte designa originariamente a *sensibilidade* (etimologicamente *aisthesis* quer dizer, em grego, sensibilidade) como tendo o duplo significado de conhecimento sensível (percepção) e de aspecto sensível da nossa *afectividade* (³). Deste modo, Paul Valéry podia dizer que: «A estética é a *estésica*» (⁴).

(¹) *Discours inaugural du II Congrès international d'esthétique et science de l'art*, Paris, 1937 (P.U.F., 1937).
(²) *Esthétique*, Aubier, Paris, 1944, t. I, p. 12.
(³) Cf., neste sentido, a I Parte da *Crítica da Razão Pura*: A «Estética» transcendental, estudo da percepção do espaço e do tempo como formas *a priori* da nossa sensibilidade.
(⁴) *Ibid.*, II Congresso Internacional de Estética.

Num segundo sentido, muito mais actual, designa «toda a reflexão filosófica sobre a Arte» (¹). O mesmo é dizer que o objecto e o método da Estética dependerão da maneira como se definirá a *arte*. A elucidação deste conceito será objecto de vários capítulos deste livro (I a IV), seguindo primeiramente um plano cronológico e, depois, segundo uma ordem lógica.

Haverá também ocasião de comentar a psicologia do homem face à Arte (V) ou a sociologia dos homens em presença do Belo (VI); em seguida, será feita uma tentativa de análise da Arte entre outros valores (VII) ou através das suas diversas especificações (VIII); terminaremos com algumas notas sobre o método da Estética, onde se procurará determinar com todo o rigor o terreno tão fluido que é o seu, nos confins da ciência, da crítica e da história (IX).

Não se deverá esperar encontrar nestes diversos capítulos uma espécie de discurso *pro domo*, a defesa e a ilustração da estética.

Ninguém melhor do que o autor está convencido da preeminência do conteúdo sobre o que o contém. Acima da Filosofia da Arte está a própria Arte.

(¹) *Revue d'esthétique*, I ano, n.º 1, Texto de Apresentação, P.U.F., 1948.

PRIMEIRA PARTE

AS FASES DA ESTÉTICA

Podem distinguir-se de uma maneira geral três fases da história da Estética: a *idade dogmática* foi a dos primeiros balbúcios e essa idade infantil estendeu-se desde Sócrates até Baumgarten ([1]) ou, pelo menos, até Montaigne. Porque a Estética, devidamente baptizada pelo seu padrinho, atravessa uma *idade crítica* que a conduz de Kant aos pós-kantianos. Amadureceu depressa graças a uma meia dúzia de sistemas e, em menos de cem anos (1750-1850), ei-la já chegada à sua idade adulta, estabelecida, assente. É a *idade positiva* na qual iria reencontrar uma «crise de crescimento» espantosa para alguém já tão idoso. Em contacto com os partidários de uma ciência da arte exclusivamente técnica, a Filosofia do Belo poderia ter decaído. Mas não aconteceu assim; ultrapassada essa idade crítica, a época actual inscreve-se num prolongamento da idade *positiva* e a Estética contemporânea, longe de estar em decadência, encontra--se em pleno desenvolvimento ([2]).

([1]) Alexander Gottlleb Baumgarten, professor da Universidade de Francoforte, publicou a sua *Aesthetica* em 1750: é a data do nascimento terminológico da Ciência da Arte.
([2]) O postulado de onde partimos foi o de só falar dos filósofos e não dos criadores, muito embora estes tivessem uma estética patente ou latente, implícita ou explícita.
De Miguel Angelo a Paul Valéry, de Boileau a Eugène Delacroix, de Lessing a Rodin, excluímos todos aqueles cuja estética provinha mais das artes particulares do que de uma teoria da Arte em geral.

Capítulo Um

O PLATONISMO OU A ÉPOCA DO DOGMATISMO

Se fosse preciso esboçar à maneira cartesiana a árvore da Filosofia — da Arte — que o autor dos *Princípios* traçaria num célebre Prefácio, teríamos, na origem de toda a Estética, o platonismo como raiz. Com efeito, sem ir beber no dilúvio do pensamento oriental, sem exumar os trisavós ocidentais como os Sete Sábios, ou singularmente Heraclito, ou mesmo Hesíodo, os três maiores filósofos gregos constituem a base primordial da Estética: Sócrates, Platão, Aristóteles. Mas aqui Sócrates faz figura de precursor e Aristóteles de sucessor do Deus tutelar do Belo: Platão. Do mesmo modo, Plotino e Santo Agostinho só fizeram obra de estetas na medida em que se referiram ao pensamento platónico; até e mesmo inclusivamente na Renascença, qualquer reflexão sobre a Arte articulava-se a partir de Platão. Em seguida, eis que surge majestosamente o tronco kantiano, quase tão imponente como os seus ramos: serão eles, mais platónicos até do que imaginam, Hegel, Schelling ou Schopenhauer. Finalmente, aparecem os rebentos mais recentes.

Digamos desde já que Sócrates marca o advento de uma fase essencial da Estética *avant la lettre*: um purista poderia fazer-nos notar justamente que as expressões de *metafísica* ou *estética* datam respectivamente de há três e de há vinte e três séculos após Platão. Mas é por anacronismo voluntário devidamente autorizado pelo hábito que se empregam impropriamente esses termos. De resto, não se trata aqui de um trabalho histórico. Já tudo foi dito acerca de Platão e das artes do seu tempo: Pierre Maxime Schuhl consagrou-lhes uma tese e muitas comunicações notáveis (¹).

Sócrates (470-399). — Xenofonte conta-nos nos *Mémorables* e no seu *Banquete* como Sócrates ensinava a Parrásios, o Pintor, e ao escultor Clíton a maneira de representar o que há de mais agradável no modelo traduzindo em gestos a verdadeira beleza da alma. Sob o invólucro corpóreo, trata-se de atingir a beleza essencial do espírito. No *Fédon*, Platão dirá a mesma coisa: o corpo é um túmulo.

Mas estas observações de Sócrates, e com maior razão os elementos pré-socráticos, não deixam de ser fragmentários; esse princípio de uma alma irradiante, resplandecente de beleza sobrenatural, está na origem do sistema platónico; não tentaremos aqui destrinçar o que há de socrático no platonismo. É mais que certo que tudo foi repensado pelo discípulo e largamente ultrapassado. Basta referir-nos ao *Fédon* (100, E) para medir a distância que separa as duas obras: na origem de toda a beleza, diz Platão, deve haver «uma primeira beleza que pela sua presença torna belas as coisas que designamos por belas, qualquer que seja o modo como se faz essa comunicação». E mais: pode dizer-se até que a Estética nasceu no dia em que Sócrates soube responder a Hípias (no *Hípias Maior*) que o Belo não era um atributo particular de mil e um objectos; sem dúvida, homens, cavalos, vestuário ou liras, são coisas belas; mas, acima de tudo isso, existe a Beleza em si (²). Sócrates responderá ao jovem Teeteto que a ciência não é nem a Astronomia, nem a Geometria, nem a Aritmética, mas algo mais e ainda melhor do que esses conhecimentos parciais. Do mesmo modo, o Belo não se reduz a nenhum objecto simples, nem a vinte seres concretos. Aqui estamos a tocar na pedra angular da tese platónica: são quase os prolegómenos de toda a estética futura que parecem inscritos neste trecho. Mas já Sócrates desaparecera.

(¹) Ver sobretudo P.M. Schuhl, *Platon et l'Art de son temps*. P.U.F.
(²) Cf. Raymond Bayer, «La méthode de l'esthétique», in *Essais sur la méthode en esthétique*, Flammarion, 1953.

I — O platonismo

1. *A dialéctica platónica*. — Acompanhemos o guia que o próprio Platão nos indicou: dessa tríade espantosa ([1]), só *O Banquete* (o platónico, não o de Xenofonte) se impõe como munido de uma espécie de iniciação à Beleza pelo Amor. É pela ascese dialéctica em direcção à ideia do Belo que seremos conduzidos ao amor platónico, único garante da beleza ideal, pela graça dessa «história caseira», como dizia Alain. O *Fédon* e o *Fedro* irão comprovar a experiência do *Convivium*.

Eis pois a receita: para saber o que há de verdadeiramente belo nesta terra é necessário primeiro fazer o vazio mental e limpar o espírito de tudo o que ele contém de inexacto ou de insuficiente. É preciso, portanto, fazer abstracção de todos os erros prévios e tentar reencontrar a nossa ingenuidade primitiva. O objectivo da *protréptica* será o de remover os obstáculos ao conhecimento verdadeiro.

Sabemos que *O Banquete* reúne vários convivas, que farão todos o elogio do Amor em termos poéticos e floridos. Sócrates é o último a falar e conta-nos a história de uma profetiza de nome Diotima, que lhe diz que o Amor é contraditório: feito do desejo daquilo que se não possui e do gosto por aquilo que se não é, o Amor decepcionado está cheio de esperança, e o Amor agonizante renasce das suas cinzas.

Filho de Poros e de Penia — o Expediente e a Pobreza — o Amor é subtil, astuto, sagaz, mas pobre e despojado, até de inteligência. Pobre em realidades, rico em virtualidades, desejoso de completar a sua natureza e a sua forma, o Amor está ansioso por aprender e possuir mais. Somente o Amor é capaz de nos ajudar a alcançar, pela ultrapassagem de nós mesmos, tudo o que existe de eterno e de divino. O Amor é uma inspiração infinita na direcção de um além que o transfigura.

Como tal, o Amor fornece o modo de entender a beleza ideal. Mas a ascese que permite esse acesso não é fácil.

([1]) *Banquete* (Convivium), *Fedro* e *Fédon*.

É necessário, em primeiro lugar, saber que entre os dois termos — sujeito amante e objecto amado, apêgo individual e gosto pelo universal — há lugar para um *tertium quid* que ultrapassa os dois primeiros.

Eis, portanto o primeiro escalão: o iniciado procurará amar um belo corpo, depois inspirar-se-á desse amor para amar todos os belos corpos. O amante sentirá, em seguida, a inanidade de um amor das simples formas sensíveis e será atraído depois pela alma daquele que é objecto do seu amor. E, verificando como essa crosta corpórea contava pouco, compreenderá que terá de elevar-se acima das formas sensíveis, para atingir a beleza das ocupações da alma, isto é, do comportamento humano. Mas isto não é nada: o amor pelas máximas morais superar-se-á por um gosto pela moralidade absoluta.

E, de repente, o iniciado verá a medida do abismo que separa a moralidade do conhecimento. E eis que se lança impetuosamente numa procura de conhecimentos diversos, e na bela variedade dos seu conteúdos.

Aí procurará de novo a unidade na variedade e não saberá encontrar a beleza fora da universidade do conhecimento, fora da ciência em si mesma; ei-lo de certo modo desencarnado ou *desindividualizado*, como diz Robin; já não terá muito esforço a fazer para terminar essa *purificação*. Contudo, o apaixonado pela Ciência ainda não chegou ao apogeu da sua iniciação.

Tudo isto não passou de uma propedêutica que permitiu ao sujeito aproximar-se do ponto onde a iniciação se irá fazer. O último termo aparecerá como o fruto de um desvendamento: o mistério está finalmente esclarecido, iluminado para o apaixonado que soube esperar até então.

Aqui atinge-se a visão do Belo absoluto, em si e por si, universal e transcendente. Nesta altura, tocamos no modelo dos modelos, na Ideia das ideias. É a partir do Belo que tudo o que é belo o é, é em função desta Ideia, realidade suprema, que os artistas poderão representar as suas individualidades parciais e fraccionárias, tão pobres de conteúdo real face ao infinito dos possíveis. É daí que sentimos que tudo deve partir e é aí que tudo também deve desembocar; é a origem e o fim do sensível, o absoluto.

A ascensão para a ideia do Belo deu-se, portanto, graças a uma espécie de dicotomia (que é, aliás, somente uma caricatura):

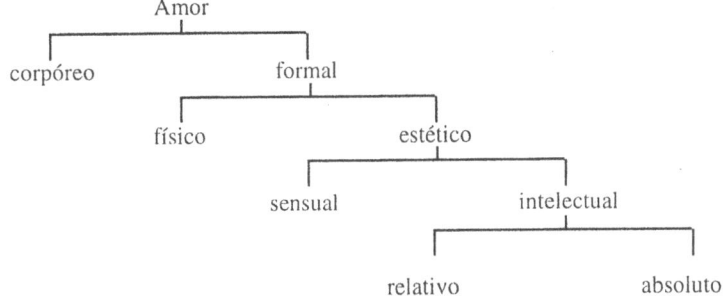

Existem quatro fases nitidamente demarcadas: o amor das formas sensíveis, o das almas, a aquisição da ciência e o acesso ao ideal. Ou então, se preferem, as quatro figuras da beleza são as da beleza corporal, moral, intelectual e absoluta.

Mas, para melhor compreender essa hierarquia simbólica, não há nada melhor do que o mito do *Fedro*, onde vemos as almas tentarem alcançar o mais alto grau da sua participação no Belo absoluto. Ora, essas almas formam uma espécie de carruagem alada, onde cada uma tem um cocheiro e dois corséis que lutam e se contrabalançam impetuo-samente. O espírito puro aspira a elevar-se o mais alto possível no conhecimento ideal; os cavalos, pelo contrário, aspiram a ficar em terra. Deste modo, a elevação até ao Belo em si não é feita sem dificuldade. Somente os futuros Filósofos participam nessa pré-vida da realidade inteligível. Os outros não vêm nada ou quase nada.

Sabe-se que mais tarde, durante a sua vida terrestre, os filósofos e os outros homens nunca conhecerão nada excepto através da reminiscência. Eles procurarão recordar-se da experiência da sua vida anterior; o conhecimento do Belo inteligível ser-lhes-á concedido deste modo.

Mas, ao que parece, pode fazer-se uma representação mais concreta do universo das Ideias que constitui o núcleo do pensamento platónico: seria (à maneira do sistema consular inventado por Sieyès a pedido de Napoleão Bonaparte) uma espécie de *pirâmide*. Na base estariam as coisas sensíveis numa aparência exterior. Acima destas, os conhecimentos inteligíveis conducentes às noções mais materiais. Ou, se se prefere, teríamos na base da pirâmide os corpos na sua grosseria primitiva. Depois as acções, os comportamentos, os feitos e gestos no que eles têm de mais elevado do que o corpo. Em seguida estariam as almas verdadeiras, seguidas pelas essências dos corpos, as essências das almas e, por fim, as das acções.

Acima dessas essências estariam os conhecimentos puros, teóricos, intelectuais, livres de qualquer contexto propriamente moral. Finalmente, surgiriam as formas aureoladas pelas Ideias cardeais que os modernos chamam valores. Haveria assim as Ideias do Belo, do Bem e da Verdade, que trariam como que um remate a todos os conhecimentos prévios.

2. *O Belo-em-si*. — Um simples olhar para um quadro analógico permite-nos logo pôr uma questão fundamental: o Belo em si será uma ideia tão absoluta, que nenhuma outra ideia lhe possa ser anterior ou ulterior, ou que nenhuma noção lhe seja pré-existente, ou forme a sua base primária? Uma passagem do *Fédon* parece-nos ser significativa a esse respeito: «Pois se houver um outro belo fora do belo-em-si, não será belo por qualquer outra razão que não seja a da sua participação no belo--em-si. Eu não conheço outras razões e não as posso conhecer. E se alguém me disser por que razão uma coisa é bela só por ter uma cor florescente ou uma atitude ou coisa semelhante, eu não entro em tal discussão, porque tudo isso apenas me perturba; mas é simples, ingénuo, que eu saiba que nada produz alguma coisa bela salvo a presença e a participação desse belo-em-si...» E Sócrates acrescenta: «O Belo torna-se belo por meio do Belo.»

Uma vez admitido que o Belo supremo se confunde com o

Bem supremo — pois «é impossível que ascendendo ao Belo se possa atingir o que não é o Bem» —, qual a ideia que se fará concretamente do Belo-em-si? Poder-se-á, em rigor, imaginar o que seria o modelo do corpo *perfeito*: qualquer coisa entre o Apolo do Museu Belvedere e algum Moisés miguel-angelesco, a meio termo entre Praxíteles e Rafael. Poder-se-á tentar conjecturar o trabalho mais perfeito que haja no mundo, um décimo terceiro trabalho de Hércules ou outro feito com origem em Cincinato ou no herói corneliano. Poder-se-á, no limite extremo, procurar conceber o que seria o modelo do Conhecimento puro situado a igual distância da Álgebra e da Ontologia, ao lado de algum axioma hilbertiano ou da lógica. Mas, quem poderá gabar-se de conhecer o Absoluto? Haveria alguma vaidade na procura do modelo do Herói, do Santo e do Sábio: mas, seria um orgulho levado ao extremo querer fazer uma ideia de Deus! Porque a ideia do Belo-em-si confunde-se exactamente com essa imagem divina.

3. O *Êxtase ou o amor platónico*. — Nada nos permite melhor compreender essa fusão do que o texto tão célebre de *O Banquete*, onde Diotima revela a um Sócrates deslumbrado o que será o estado único, a atitude estática antingida pelo Apaixonado ideal:

> «(...) Aquele que até aqui foi orientado nos mistérios do amor, que contemplou as coisas belas na sua ordem correcta e progressiva, já quase no termo da iniciação amorosa, avistará de súbito um espectáculo surpreendente — o Belo na sua verdadeira natureza, esse mesmo Belo, Sócrates, que era o alvo de todos os esforços passados! Uma natureza eterna, antes de mais, que não nasce nem morre, não cresce nem murcha (...). Forma única e eterna, da qual participam todas as outras coisas belas por um processo tal que a geração e a destruição de outros seres em nada a aumentam ou diminuem e em nenhum aspecto a afectam. (...) Se algum momento da vida existe, caro Sócrates, que valha a pena ser vivido pelo homem, é esse em que contempla o Belo em si! (...) Que devemos, pois, pensar de uma pessoa a quem fosse dado contemplar o Belo em si, verdadeiro, puro e sem mistura, e que, em vez da infecta carne humana, das cores e de tantas outras insignificâncias votadas à morte, pudesse apreender o

Belo divino na simplicidade da sua natureza? (...) Não sentes que somente a esse, quando olha o Belo pelos meios que o tornam visível, será dado gerar, não já imagens de virtude (pois não é já a uma imagem que se apega), mas a virtude verdadeira, uma vez que é ao real que está apegado?» (*).

O processo do Amor platónico está precisamente na procura do Belo supremo e só ele consegue guiar os nossos passos incertos. «Caídos neste mundo» — diz Sócrates no *Fedro* — «reconhecemos a Beleza mais distintamente do que todas as outras essências, por intermédio do mais luminoso dos nossos sentidos: a vista é, com efeito, o mais subtil dos órgãos do corpo e a beleza recebeu como herança ser ao mesmo tempo a coisa mais manifesta e mais aprazível.» O mesmo é dizer que o homem procurará, durante toda a sua vida, unir-se a essa beleza desencarnada, imaterial, que se nos impõe pela sua pureza essencial e primitiva. A procura do Belo é um desejo de eternidade, uma espécie de ânsia de purificação; traz ao homem amor e alegria. Sem ela, o homem ficaria infalivelmente condenado a arrastar-se no mundo da realidade sensível. Graças ao Belo-em-si, simples, puro, sem mistura, e não maculado pelas carnes humanas, pelas cores e por toda a sorte de futilidades mortais, o homem alcançará o absoluto: a sua alma elevar-se-á para além do próprio ser até à harmonia total, até à unidade fundamental.

4. *Belas-Artes e Filosofia.* — Seria inútil procurar no Platonismo um sistema estético inteiramente constituído. De uma teoria da arte, só tem as bases, até mesmo só os germens. E a *psicologia* do artista ou a do público dão azo a variadas observações sobre o papel moralizador de cada uma das grandes Artes.

Parece que a Poesia desfruta um lugar de honra no pensamento de Platão: sob condição de que a técnica se associe a uma forma elevada de inspiração. Mas a Filosofia constitui, a este respeito, a fonte mais alta, mais fecunda e mais enriquecedora da Poesia ([1]). Contudo, a Música instrumental, vocal ou coreo-

---

(*) (*O Banquete,* 211-2 [Edições 70, Lisboa]).
([1]) Cf. *Fedro,* 245 a.

gráfica (porque para Platão a dança é uma forma de música) desempenha um papel fundamental dentro do Estado: é a «salvaguarda» ou a «fortaleza» da Cidade (*República*, IV, 424 d). A música, para suavizar os costumes, não precisa de ser requintada ou complicada. O seu imperativo é a simplicidade absoluta e o ritmo deverá ser *purificado* ao extremo.

Deste modo, a Música coloca-se numa dependência total em relação à política ou à moral. Os modos *mixolídio* ou *lídio sustentado* são repelidos pelo autor das *Leis* devido ao seu carácter plangente e deprimente. Os modos *jónico* ou *lídio* puro são demasiados voluptuosos, demasiado efeminados. Somente o *dórico*, guerreiro, exaltante, e o *frígio*, pacífico e até apaziguante, podem ser salvaguardados. Eis, portanto, uma prefiguração do dirigismo artístico contemporâneo.

Tudo o que diga respeito à retórica, à sofistica, ao *trompe l'oeil*, ao falso, ao ilusório, são para Platão indignos de serem qualificados como temas de arte. Por isso, a Pintura é considerada por Platão como a mais perigosa das artes. Na Pintura, é preciso tentar encontrar o ideal dos nossos antepassados e perpetuar os modelos que nos deixaram.

Nas *Leis*, o porta-voz de Platão declara: «No Egipto, promulga-se uma lista descritiva das obras-primas que se expõem nos templos; não era permitido, não é ainda permitido, aos pintores nem a ninguém executar quaisquer figuras, inovar ou imaginar algo que não seja conforme com a tradição ancestral. O observador encontrará lá objectos pintados ou modelados há dez mil anos, e se eu digo dez mil, não se trata de uma expressão convencional, mas da estrita verdade; esses objectos não são nem mais bonitos nem mais feios do que os de hoje, são executados segundo as mesmas regras». E todos os interlocutores aplaudiram «essa admirável obra-prima de legislação e de política».

Feroz partidário de uma arte hierática, Platão recusa o direito de cidadania a qualquer espécie de modernismo. Na querela que surgiu entre os Antigos e os Modernos, tomou sempre partido *pelos* Antigos *contra* os Modernos. É por isso que o nosso autor reprova em bloco os *processos técnicos* pictóricos onde aparentemente as imagens têm um sentido, mas onde tudo se dissolve quando se observam mais de perto os diferentes coloridos. De longe vêem-se superfícies que representam vagamente uma colina, uma ponte, árvores, frutos; de perto, só restam massas informes que não se assemelham a nada. A Pintura é quase sempre uma mestra de ilusões: *indistinta* vista de perto, *enganadora* vista de longe.

Teatro, Escultura, Arquitectura são, pelo contrário, artes que participam mais do princípio supremo: a beleza define-se em todas as situações pela medida e harmonia, isto é, por uma *satisfação* que não se poderá qualificar senão de *estética*. Essa forma de prazer puro é devida a uma *medida* não já matemática, mas a uma *subtileza* de emoção ligada à procura intelectual desinteressada.

Porque (ver: *Filebo*, 51 b, e *Política*, 284 a) uma coisa é a medida nas ciências, grosseira e despojada de prazer, outra coisa a *Metrética* da arte que ultrapassa a medida científica, sublimada. Assim, por qualquer lado que seja abordado, vemos o platonismo chegar a uma fusão das Ideias cardeais, à Unidade dos volumes: «aquele que responde bem é bom e belo», diz o *Teeteto*. «É belo julgar com verdade.» «O juízo verdadeiro, a Ciência e todos os juízos resultantes, são belos e bons.» Na ciência, na acção e na arte encontramos a harmonia suprema do conhecimento perfeito. O Belo é igualmente concedido a todos os que ficam nos limites da boa natureza.

Não imaginemos, no entanto, que Platão tenha da Arte, conforme Robin muito bem demonstrou ([1]), «uma concepção intelectualista e moralizadora da qual procederam geralmente obras tão frias como maçadoras.» Não, a arte para Platão encontra-se numa busca espontânea, natural, sã e sincera; a arte é uma descoberta. Trata-se de encontrar a harmonia ou de reencontrar o esplendor que todos nós possuímos escondido nas profundezas da nossa preexistência.

5. *A essência da Arte.* — A filosofia da Arte, em Platão, é o próprio pensamento da transcendência. O Belo não é uma dádida ao nível da vida. Não existe no mundo terrestre. Está acima e para além do mundo. Por isso, é preciso tentar proceder

---

([1]) *Platon*, P.U.F., p. 305, 307.

o mais possível a partir das essências ou ideais, é necessário participar nos arquétipos dos objectos a fim de poder sentir a sua beleza profunda. Sem esta procura dialéctica do Belo absoluto, sem a iniciação dos modelos eternos que se impõem à dupla vista que possuímos na nossa pré-vida, não seremos nunca capazes de compreender a beleza das coisas. A essência da arte está no paradigma, no *padrão* do Belo eterno que ilumina o mundo estético do mesmo modo que o Sol ilumina o mundo terrestre ou o *Nous* esclarece o nosso fraco entendimento. O Belo-em-si e intangível, mas é dele que é preciso aproximarmo-nos o mais possível.

Os que o viram de perto são os que mais devemos admirar devido à *perfeição formal* do seu traço, do seu desenho, do seu som. O antigo é, muitas vezes, o autêntico no domínio da beleza: mas o inovador é sempre o enganador. Porque a experiência de dez mil anos é insubstituível.

Imitemos os génios mais vetustos com a ajuda do nosso próprio gosto, mas sem nunca nos desviarmos da busca do *modelo*; esta será a maneira mais segura de atingirmos a Beleza. Para Platão, Progresso é sinónimo de decadência. Em Política como em Arte, a sua atitude é de um *conservador*.

Assim, não podemos senão subscrever inteiramente a citação de P.-M. Schuhl ([1]): «Qualquer que seja a distância que separa as belezas terrestres da Beleza verdadeira, aqueles que a viram brilhar com um esplendor incomparável no meio de todas as ideias do mundo supraterrestre, esses saberão reconhecê-la nas belezas deste mundo, que são a sua imitação longínqua e degradada». ([2])

II — O aristotelismo

Aristóteles, em muitos pontos, soube desligar-se de Platão, tal como Malebranche do seu mestre Descartes. Mas, de um

---

([1]) *Op. cit.* p. 72.
([2]) Cf. *Fedro*, 249 d.

modo geral, não é falso dizer-se, pelo menos, no tocante à Estética, que o aristotelismo se apresenta como uma sistematização do platonismo.
É muito provável que Aristóteles tenha escrito um *Tratado do Belo*. Diógenes Laércio assim o diz (IV, 1); Aristóteles sugere (*Metafísica*, XIII, 3). Todavia, não nos resta senão um fragmento de uma obra mais longa, *A Poética*, e um texto bastante técnico e sem grandes ligações com a Estética: *A Retórica*. A ideia que emana destas obras é muito mais nítida do que as intuições platónicas: «um ser ou uma coisa composta por partes diversas não pode ter beleza se as suas componentes não estiverem dispostas numa certa ordem e se não tiveram, além disso, uma dimensão que não seja arbitrária, pois o *belo consiste na ordem e na grandeza* (*Poética*, VII). Platão nunca definiu com muita exactidão o que entendia por Belo. Aristóteles não hesita em caracterizá-lo, mas, no fundo, entre o critério platónico da *harmonia* e da *medida* e a definição aristotélica da *ordem* e da *grandeza*, não há verdadeiramente senão a diferença do implícito ao explícito, do indefinido ao delimitado.

Aristóteles completa a sua definição referindo-se à determinação, à simetria e à unidade. O Belo será, portanto, para Aristóteles, o arranjo estrutural de um mundo encarado no seu melhor aspecto. Não se trata de ver os homens como eles são, mas de os ver como deveriam ser. «A Tragédia é a imitação de seres *maiores* do que o vulgar ou *melhores* do que o vulgar» (*Poética*, XV).

Uma tradição errónea diz que Aristóteles definiu a arte como a *imitação da natureza*. Isto não é exacto; Aristóteles insiste, pelo contrário, no facto de a Arte estar sempre *acima* ou *abaixo* dela:

«Na Natureza a Arte nunca se vê...»

«A diferença entre a comédia e a tragédia é que esta última quer pintar os homens melhores, e aquela mais viciosos do que nós os vemos» (*Poética*, II).

É próprio da Arte, portanto, *desnaturar* a natureza, rebaixar ou exaltar o homem: é uma *imitação correctiva*, uma transposição.

Platão e Aristóteles concordam, pois, em afirmar a utilidade indispensável da maior *simplicidade* na fábula, da verosimilhança, da regra do *tudo bem acabado*, orgânico... *como um ser vivo*. Ambos buscam o melhoramento, a perfectibilidade; que as personagens sejam mais belas do que na realidade, *belas demais para serem verídicas*. Ambos procuram o modelo da Arte no Belo universal e necessário, absoluto e ideal.

Mas, as analogias acabam aqui. Platão considerava a Ideia do Belo-em-si um princípio *transcendente* ao eu e ao mundo, um arquétipo eterno, uma forma pura exterior à razão que a concebe.

Aristóteles não vê nela senão um tipo *imanente* ao espírito humano, cujo objecto não pode ser procurado fora de nós próprios. Não há ideal extra-humano ou ultra-humano. Tudo está em nós. O ideal está no homem. «Não se busca o útil e o necessário senão tendo em vista o belo», diz Aristóteles (*Política*, VII, 12, 8). Mas, o belo está ligado à razão humana. «A Arte é uma certa faculdade de produzir, dirigida pela razão verdadeira» (*Ética a Nicómaco*, VI, 3), diz ainda o discípulo dissidente do Mestre da Academia. Mas, essa espécie de *produção* é mais intuição do que descoberta. Em Platão, a arte é descoberta feita através da reminiscência de conhecimentos anteriormente adquiridos pela participação nas ideias. Em Aristóteles, pelo contrário, a arte é *produção* criadora de formas novas, nenhuma delas conhecida anteriormente por aquele que as criou. Isto deixa entrever no pensamento aristotélico o humanismo da Renascença, e nomeadamente o de Bacon.

Aristóteles resolve com muito mais nitidez do que Platão o magno problema da Estética: onde ir buscar o *modelo* da arte? Não será na realidade actual, ou na contingência do eterno presente, pois *o Belo é superior à realidade*. Aqui Aristóteles é mais platónico do que Platão e, levada ao extremo, a sua tese assimilar-se-á aos prolegómenos de toda a estética futura; *a poesia é mais verdadeira do que a história*.

A beleza plena, regular e ordenada do verso, a compreensão profunda, directa e intuitiva do Poeta, fazem da Poesia o primeiro dos conhecimentos: a única «co-gnição», dirá, vinte e quatro séculos passados sobre a *Poética* de Aristóteles, a *Arte poética* de Paul Claudel (*).

Seria possível demonstrar com mais precisão a maneira como a arte dramática deve provocar o Terror e a Piedade, ou de que modo o Teatro pode efectuar a *purificacão* das paixões tão necessária à boa ordem interior. Mas a Filosofia, para Aristóteles, deve reconduzir tudo à *ordem*, começando pelos nossos próprios pensamentos, onde convém que reine uma perfeita ordenação, até ao deleite artístico, cujo processo Aristóteles tenta explicar do mesmo modo (Problema 38): «Amamos a harmonia musical porque é uma mistura de elementos contrários que se correspondem entre si segundo certas relações: ora, as relações são ordem e a ordem é-nos agradável». (Ver: Egger, *Essai sur la critique chez les Grecs*, p. 403.)

Ritmo, harmonia, medida ou simetria, tudo, em última análise, conduz à ordem. Face à crítica platónica essencialmente dinâmica, o pensamento de Aristóteles constrói categorias estáticas: uma lança-se sem método para o infinito do Belo, a outra conserva-se ajuizadamente no domínio dos quadros formais e vazios.

III — O neoplatonismo

Se dispuséssemos de muito espaço, poder-se-ia mostrar o modo como o platonismo exerceu uma influência muito profunda sobre a Idade Média, a Renascenca e o século XVII. De certa maneira, todos os grandes «clássicos», e nomeadamente Bossuet ou Boileau, aparecem como neoplatónicos muito fervoroso por obediência aos imperativos absolutos da tradição, pelo triunfo da verdade, da moralidade, por respeito a um Paradigma, a um Padrão. «O Belo é o esplendor da verdade e do Bem...» Todos os estóicos poderiam ser citados como «platonizantes» de obediência frouxa, procurando «esculpir a sua própria estátua»

(*) Alusão à famosa explicação da «*co-naissance*» por Claudel, segundo o qual 'conhecer' é «nascer-com» *(N. do T.).*

através de uma moral estética. Plotino (205-270) define a beleza pela unidade, pela forma pura e pela ordem. A beleza nos seres será «a sua simetria e a sua medida» (Cf. *Enéadas*, I, VI, 1), pois a vida é forma e a forma é beleza. Santo Agostinho fará inúmeras variações sobre os mesmos temas platónicos, enquanto S. Tomás d'Aquino apontará na harmonia daquilo que agrada *(in quod visum placet),* o contentamento supremo e o perfeito repouso do gosto e do entendimento.

Leonardo da Vinci ([1]) irá retomar também, depois de Marsílio Ficino, outros temas platónicos. Mas, enquanto a Renascença ainda bebia na fonte de Platão, já Montaigne sacudiria o dogmatismo abalado. A era platónica cedia agora o lugar à época do kantismo.

([1]) Cf. R. Bayer: *Léonard de Vinci. La Grâce*, Paris, P.U.F., 1933.

Capítulo Dois

O KANTISMO OU A IDADE DA CRÍTICA

Do dogmatismo ao criticismo, de uma concepção objectiva a uma atitude relativista, e até subjectivista, a Estética irá evoluir no sentido de um abandono da ontologia pela psicologia. Este é um dos múltiplos aspectos da «revolução copernicana».

Tentaremos realçar as origens, o sentido e o alcance do kantismo por meio de um balanço da sua herança, dos seus principais elementos e do seu destino ulterior.

I — Os pré-kantianos

«Ao considerar o movimento filosófico (anterior à *Critique du jugement*) numa perspectiva de cima e de longe, a sua linha de rotação parece bastante fácil de fixar: duas grandes correntes sobressaem nitidamente: o intelectualismo de Leibniz e de Baumgarten e o sensualismo de Burke... e, depois, uma tentativa de conciliação feita por Kant.» Assim se exprimia Victor Basch nas primeiras linhas do seu monumental *Ensaio Crítico sobre a Estética de Kant*.

Em seguida, matizando demasiadamente o que havia esquematizado em excesso, Basch retoma essa evolução passo a passo, distinguindo nada menos de oito escolas diferentes onde Kant se teria inspirado: a escola cartesiana e a literatura clássica do século de Luís XIV, o pensamento de Locke, as tendências sentimentalistas dos literatos «fim de século», o leibnizianismo, a estética «afectiva» do abade Dubos, a escola psicológica inglesa (Addison, Hutcheson, Burke, Home, Hogarth, Webb, Young); os enciclopedistas (Diderot, Batteux e mesmo Rousseau). Finalmente, e sobretudo, a escola alemã (König, Gottsched, Bodmer, Winckelmann, Lessing, Baumgarten, etc.).

Fiquemo-nos pela análise destas três correntes: o relativismo cartesiano, o intelectualismo leibniziano, o sensualismo anglo--saxónio.

1. *Descartes* (1596-1650). — «É provável que não saibamos o que é a beleza na natureza e no original», dizia já Montaigne, cartesiano *avant la lettre*. Uns dão à beleza lábios «grossos e túrgidos», um «nariz achatado e largo»; outros põem-lhe «grandes orelhas», outros pintam-lhe «os dentes» de vermelho ou preto... Do dogmatismo platónico, essencialmente baseado na objectividade do Belo-em-si, passamos, com Montaigne, Descartes ou Pascal e, sobretudo mais tarde, com Voltaire, a um cepticismo desiludido.

Que é o Belo? Ninguém nunca o saberá. Varia com os países: «Verdade para além-Pirenéus...» No seu (*Compendium Musicae*, Descartes anuncia já Kant e o primado do Gosto sobre a ideia do Belo-em-si. O cartesianismo é já um relativismo ([1]).

2. *Leibniz* (1646-1716). — Foi dito que, num sentido, «toda a estética de Kant» podia «ser considerada como a versão, em termos subjectivos, da estética de Leibniz». O mesmo é dizer que a «importância de Leibniz na história das teorias do Belo»

([1]) Não insistamos no pensamento cartesiano pois Descartes não teve propriamente uma Estética. Num artigo, publicado na *Révue des Sciences Humaines*, Lile, Janeiro de 1951, O.R. d'Allonnes defende a ideia de que Descartes não procurou construir uma estética, não por indolência ou falta de tempo, mas porque para ele era impossível unir «os sentidos e o entendimento, a faculdade de perceber e a faculdade de julgar», a realidade opondo a essa união a «opacidade fundamental do homem concreto.»

consistia em «ter reabilitado, contra Descartes, os conceitos de vida, de forma e de fim».
Leibniz é, portanto, antes de mais, o anti-Descartes. Em todo o caso, onde Descartes é incompleto, insuficiente ou superficial, Leibniz completa-o, remata-o e prolonga-o em profundidade. O universo de Leibniz é um sistema de luzes crescentes onde as forças representativas se tornam cada vez mais claras e distintas à medida que os objectos representados se revelam mais explícitos (segundo o esquema profundo de Kuno Fischer). Já não é uma máquina movida por «leis inelutáveis, desprovida de energia e de espontaneidade» diz Basch, «é uma imensa hierarquia de seres vivos e sensíveis, formando um conjunto harmónico acabado». Além disso, o mundo é apenas uma imagem da nossa percepção: há nos dois termos a realização do uno e do múltiplo, e o espectáculo surpreendente dessa estranha harmonia do universo não é senão o espelho da nossa própria harmonia interior. «A harmonia universal espalha-se de nós para as coisas e das coisas para nós» (*op. cit.*, p. VII). Deste modo, a fórmula neoplatónica da *unidade na variedade* encontra-se como que — mau grado ela mesma — reinscrita num contexto novo, neocartesiano em certa medida, onde os espíritos podem «produzir algo que se assemelhe às obras de Deus, embora em ponto pequeno», pela graça da harmonia universal no acto estético; para Leibniz também, o estado artístico manifesta-se por «esse não sei quê, esses gostos, essas imagens das qualidades dos sentidos» que são as «pequenas percepções», ou ainda por esses «espelhos vivos ou imagens do universo das criaturas, mas ainda imagens da própria divindade ou do próprio autor da natureza, capaz de conhecer o sistema do universo e de imitar algo dele por meio de amostras arquitectónicas, sendo cada espírito como que uma pequena divindade dentro do seu departamento», para citar as palavras do Filósofo.

Entre os inúmeros discípulos póstumos de Leibniz, citaremos o padre André [1], que escreveu a primeira obra de

---

[1] *Discours sur le beau*, 1741.

estética propriamente dita, em língua francesa, inspirando-se livremente na noção agostiniana de ordem, e Baumgarten que (mais do que Crousaz ou Du Bos) ajudou Kant a encontrar a solução para a antinomia sentimento-juízo. Foi um padrinho feliz dessa ciência, jovem então, e que lhe deve muito.

3. *O sensualismo inglês.* — Hume, Locke, Hutcheson, formularam algumas hipóteses sobre a Beleza. «Se não tivéssemos em nós o *sentimento* da Beleza», diz este último, «acharíamos os edifícios, os jardins, o vestuário e os equipamentos úteis, mas nunca poderíamos achá-los belos». Este empirismo foi seguido por Hogarth, Young, Webb, que Kant utilizaria, e, sobretudo, por Burke e Home.

Burke. — Foi em 1756 que apareceu a sua obra *Philosophical inquiry into the origin of our ideas of the sublime and the beautiful.* A tese é simples. O gosto é o juiz infalível do Belo. O Belo emana do instinto social e o sublime do instinto de conservação. A causa eficiente do Belo será, portanto, «um sentimento de prazer positivo que faz nascer o amor que acompanha o *relaxamento* dos nossos músculos e dos nossos nervos». Pelo contrário, o sublime está ligado à tensão, ao *hipertónus* muscular e nervoso. Impelido por um sentimento benéfico de dor, o sublime está ligado ao vazio, ao terrível, às trevas, à solidão, ao silêncio. Em poucas linhas, Fechner já se anuncia. A análise psicofisiológica atinge uma precisão satisfatória para a época no domínio estético. Essa análise, que por falta de espaço não podemos explicitar mais exactamente, terá sobre Kant uma profunda influência.

Home. — Desenvolveu uma espécie de sensualismo radical nos seus *Elements of criticism* (1762), e mesmo um antropomorfismo integral. Para Home, «é belo aquilo que representa as relações entre o espectador e os seus semelhantes» (Cf. Basch, *Ensaio Crítico sobre a Estética de Kant*); pois não é «porque um objecto é belo que deve agir necessariamente e universalmente, mas porque, debaixo de todas as diferenças que separam os indivíduos, subsiste sempre alguma coisa de universalmente humano, por isso é que deve haver objectos belos». Há aqui como que um platonismo ao revés. A tónica já não é posta no Belo-em-si, mas no gosto humano. Kant só terá de retomar o movimento dos Burke, Home, Dugald, Stewart, Reid, Young, etc. Todo o kantismo já existe virtualmente nos dois primeiros destes autores.

II — Kant (1724-1804)

Alain dizia, no início das suas *Vingt leçons sur les Beaux--Arts*, aludindo a Kant e a Hegel, que «há dois autores que são dois guias indispensáveis», e acrescentava: «Kant conduziu irrepreensivelmente a análise do Belo e a do sublime, que distingue do Belo. Nada dispensa a leitura dessas páginas e eu suponho-as bem conhecidas.»

Digamos, desde já, que *A Crítica do Juízo* é a melhor, senão a única, introdução à Estética. Mas, é ininteligível no absoluto; é necessário começar por repô-la no seu clima histórico. Sem retomar ponto por ponto o itinerário ontológico de Kant, trata-se de entender sumariamente aquilo que pode ter sido a intuição central do nosso autor. Tentaremos, portanto, estudar primeiro *as fontes*, em seguida, *a evolução* e, a terminar, *os princípios* fundamentais da estética de Kant.

1. *As Fontes*. — Apontámos já, depois do penetrante analista da Estética de Kant, como Leibniz tinha provado que o Belo se encontrava na *harmonia* ou na «imanência da lógica no mundo sensível», como o Belo foi separado, por Hutcheson, do «desejo patológico» ou, por Burke, da perfeição. Destruição da «finalidade objectiva», importância da ideia de *forma*, primado do conceito de aparência, consideração do gosto como uma função do sentimento e não já do entendimento; finalmente, e sobretudo talvez, concepção subjectiva do Belo: tais eram os pontos de vista dos predecessores imediatos de Kant, respectivamente Sulzer, Winckelmann, Mendelssohn, Dubos, Tetens ou Baumgarten. Mas estas noções díspares, esse autêntico

bricabraque da estética psicológica, irão ser retomados, sintetizados e sistematizados por Kant.

Havia, muito antes de Kant, uma antinomia fundamental entre a ideia de um *gosto* subjectivo, matéria propriamente do sentimento, com tudo o que a sensibilidade comporta de contingência, de particularidade ou de arbitrário, e a ideia de um gosto universal e necessário. Dividido entre estes dois pólos, o gosto acabava por ficar reduzido ou a um prazer ou a um juízo. Em qualquer aos casos, já não significava nada.

A verdadeira especificidade do kantismo, a grande descoberta da terceira crítica, está numa nova teoria do Gosto. Para Kant, o gosto não é somente um *gefühlsurtheil*, um juízo do sentimento: é igualmente um sentimento do juízo (*urtheilsgefühl*), o mesmo é dizer, um universal necessário *afectivo*.

A fonte originária, ou melhor, a fonte imediata deste princípio deve ser procurada na divisão tricotómica da alma que Mendelssohn havia abundantemente explicitado: «Entre o conhecer e o desejar», dizia ele, «existe a faculdade de comprovar, *das Billigen*, o *prazer* da alma.» A leitura da obra de Tetens reforçaria para Kant a evidência de um pluralismo onde Leibniz e Wolff mantinham um dualismo do querer e do compreender. Foi só em 1787 que Mendelssohn despertou Kant do seu sono dogmático em matéria de Estética. Poderia Kant prever, nas suas duas primeiras críticas, a possibilidade de uma terceira faculdade? É duvidoso.

Ora ele descobre na afectividade uma faculdade autónoma, inteiramente específica e que, sob o nome de «sentimento de prazer ou de desprazer», aparece como um irredutível *tertium quid* dependente de novos princípios *a priori*, cujo conteúdo Kant se esforçará por revelar e, depois, inventariar. Será este o objectivo principal de *A Crítica do Juízo*.

Nas palavras de Victor Basch, «a segunda raiz da Estética de Kant está na sua concepção do sentimento inteligível moral». Esta fonte é, por conseguinte, puramente íntima; o sistema de Kant obrigava-o a demonstrar «que é permitido determinar, por conceitos *a priori*, a relação de um conhecimento que não provém nem da razão pura prática nem da razão pura especulativa, mas da faculdade de julgar proveniente do sentimento do prazer ou do desgosto» (XXIX, *op. cit.*).

Pode considerar-se que o terceiro princípio de onde nasceu *A Crítica do Juízo* é a concepção de finalidade que rege o mundo da liberdade espiritual, mas que em Kant será elevada, na sequência dos trabalhos de Burke e Sulzer, até à harmonia universal. Essa harmonia constituirá o tema directivo da Estética kantiana: entre o mundo da natureza e o mundo do espírito, entre a *imaginação* e o *entendimento*, entre a afectividade e a vontade, a finalidade imporá sempre a sua valiosa mediação, eficaz e segura. A ideia de finalidade está na base de toda a teoria do juízo reflexivo, ponto de partida essencial para a compreensão da estética kantiana.

2. *A Crítica do Juízo*. — Importa saber, conforme observa com justeza Bosanquet na sua *History of Aesthetic*, que *A Crítica do Juízo* apareceu muito depois da morte de Lessing e de Winckelmann. Se nela são detestáveis alguns vestígios de Rousseau ou de Saussure, trata-se «de excepções que confirmam a regra», pois é uma obra inteiramente original e que não se vincula de forma alguma a leituras de segunda mão [1].

Era indispensável repor a terceira crítica na evolução do sistema kantiano. Feito isto, que vemos nela?

A Crítica do Juízo compõe-se de uma introdução, onde Kant mostra em nove pontos a maneira como tentou conciliar nesta obra as suas duas outras *Críticas*, ou melhor, «unir numa totalidade as duas partes da filosofia, e de duas partes de importância desigual, de que só nos interessa a primeira.

Esta intitula-se *Crítica do Juízo Estético* e subdivide-se em duas secções: *Analítica do Juízo Estético* e *Dialéctica do Juízo Estético*.

---

[1] *Op. cit.*, cap. X, p. 255.

A outra parte não nos diz respeito. É a *Crítica do Juízo Teleológico*, ou estudo da finalidade objectiva da natureza. Mas, por sua vez, a *Analítica do Juízo Estético* compõe-se de duas secções (Analítica do Belo; Analítica do Sublime) e a primeira secção divide-se em quatro momentos: *Primeiro momento do Juízo do Gosto considerado do ponto de vista da* **qualidade**. — Após uma análise muito exacta da satisfação que determina o juízo do gosto (que é desinteressada), Kant compara as formas de satisfação que são a satisfação (estética) do *gosto*, do *agradável* e do *bem*.

Infere — depois de as confrontar — uma *definição do belo deduzida do primeiro momento* ([1]): «O gosto é a faculdade de julgar um objecto ou um modo de representação pela satisfação ou desprazer de forma inteiramente desinteressada. Designa-se por Belo o objecto dessa satisfação».

Segundo momento do Juízo do Gosto sob o aspecto da **quantidade**. — Segundo o mesmo esquema, Kant encara sob o ângulo da segunda categoria o gosto e a beleza, a fim de mostrar que esta última é representada «sem conceito» como «objecto de uma satisfação necessária» e que aquele possui um *sentimento de prazer*, e um *juízo*, só faltando saber-se qual precede o outro. *Definição do belo deduzida do segundo momento* ([2]): «É belo aquilo que agrada universalmente sem conceito».

Terceiro momento do Juízo do Gosto examinado do ponto de vista da **relação**. — Kant mostra aqui como o juízo de gosto assenta em princípios *a priori*, e que ele é tão independente da *atracção*, da *emoção*, como do conceito de *perfeição*; propõe em princípio o ideal de beleza «pelo acordo mais perfeito possível de todos os tempos e de todos os povos» acerca das «produções *exemplares*» (p. 63). Mas precisa que «o juízo segundo um ideal de beleza não pode ser um simples juízo de gosto» (p. 66), porque «um rosto perfeitamente regular» é

([1]) *Op. cit.,* p. 46.
([2]) *Ibid.,* p. 53.

«geralmente sem expressão» e esse juízo frio e puramente intelectual «não permite nenhum encanto sensual», donde a *definição do belo tirada deste terceiro momento*: «A beleza é a *forma da finalidade* de um objecto enquanto percebida sem representação de *fim*» (p. 67).

Quarto momento do Juízo do Gosto segundo a **modalidade** (da satisfação dada por um objecto). «A necessidade do contentamento universal concebida num juízo de gosto é uma necessidade subjectiva, na suposição de um senso comum.» A última definição (p. 70) é a seguinte: «É *belo* aquilo que é reconhecido sem conceito como o objecto de uma satisfação *necessária*».

Em seguida, Kant mostra a oposição entre Belo e Sublime (em função da finalidade que só existe para o Belo, objecto de uma satisfação, o Sublime por definição atinge «apenas ideias de razão» e nenhum «objecto da natureza» — e, por isso mesmo, não pode estar em «qualquer forma sensível.» O sublime é apreendido em si, como contrário à finalidade). Ele opõe duas formas de sublime: matemático (estático) e dinâmico. Em seguida, analisa, no decurso da *dedução dos juízos estéticos puros*, o belo, a arte, as belas-artes que procura classificar sistematicamente em relação com o génio que as formou.

A *dialéctica*, que finaliza esta *estética*, postula que «o idealismo da finalidade da natureza é tanto uma arte como um princípio único do juízo estético».

Tal é o plano seguido nessa obra difícil e que não se pode compreender sem conhecer as duas primeiras críticas. Tentaremos mostrar, no entanto, o seu sentido geral.

3. *A Estética kantiana — Significado.* — É preciso compreender que, para Kant, o sentimento estético reside na harmonia do entendimento e da imaginação, graças ao jogo livre desta última. Mais: o génio, esse *geist* criador das ideias artísticas sem o qual não haveria qualquer obra de arte, está todo contido na dosagem única do entendimento e da imaginação. A teoria da *harmonia subjectiva* explica todas as ideias estéticas de Kant.

Além de o sentimento ser o acompanhamento subjectivo dessa harmonia, o *juízo reflexivo* apenas se explica pela mesma relação: e o seu motivo — o *bestimmungsgrund* — é sempre um sentimento.

Só essa harmonia pode constituir uma nota de finalidade não intencional cuja realização gera o sentimento do Belo. «Porque essa harmonia é independente, não só do conteúdo empírico da representação mas também de qualquer contingência individual, o sentimento do belo passa a existir *a priori* e fundamenta, como tal, a validade universal e necessária dos juízos estéticos».

Há, por conseguinte, duas formas de Beleza correspondendo, para Kant, a um tipo de Beleza *pura* ou «livre» de todo o interesse («numa conjugação de formas realizando a harmonia do pensamento e dos sentidos, por si mesma, sem nenhuma significação: nas flores, nos arabescos, na natureza idílica») e, por outro lado, a um género de Beleza humana superior, já não livre, mas «aderente» ao conceito.

O sublime surge como um estado puramente subjectivo (sem dúvida, o Belo é para Kant uma característica do objecto, mas também corresponde a condições objectivas) cuja infinidade é inacessível à intuição sensível. «Ele obriga-nos a *pensar* subjectivamente a natureza, mesmo na sua totalidade, como a apresentação de uma coisa supra-sensível, sem que possamos realizar objectivamente tal apresentação» (*Analítica do Sublime*).

A Arte é, para Kant, uma «criação consciente de objectos, que produz nos que os contemplam a impressão de terem sido criados sem intenção, à semelhança da natureza». A sua virtude própria é o génio, que não age nunca da mesma maneira na arte e na ciência. Finalmente, a classificação das belas-artes assenta numa repartição fundamental do génio humano em artes da *palavra* (Eloquência e Poesia), da *figura* (Plástica: Escultura e Arquitectura, Pintura) e do *som* (Música) ou, mais exactamente, do «jogo das sensações» (colorido, jogo artificial das sensações visuais»). Por fim, algumas artes híbridas estão ligadas a esta lista de uma maneira mais ou menos precisa, como o Teatro, o Canto, a Ópera ou a Dança.

Alcance. — Inventariámos apenas uma pequena parte dos imensos campos de aplicação do pensamento kantiano. Kant lançou as bases não de *uma*, mas de várias estéticas. Sem dúvida, seria divertido apontar as contradições, os paralogismos, as obscuridades dessa obra maciça e forte. Ela é de uma tal riqueza e profusão que até chega a chocar.

Há antinomias que, mesmo após leitura e releitura da obra, permanecem como que irredutíveis. Mas, uma obra destas é ainda mais importante pelo problema que levanta do que pelas soluções que traz. Abre mais perspectivas do que as teses rígidas que propõe. Em si mesma não é mais do que uma sequência de *prolegómenos* para toda uma estética futura. Todo o futuro da Estética se encontra já latente em A Crítica do Juízo: não só Fichte ou Hegel, mas Schiller ou Schelling, a poética de Richter ou a ironia de Schlegel, assim como a *teoria do jogo* de Darwin e Spencer, a ideia de *ilusão* de Lange ou a do *dia de festa* de Groos, e até as «teorias dos Parnasianos da arte pela arte, a teoria do embuste da arte de Paulhan, a teoria da intuição de Croce, sem esquecer o estetismo de Baudelaire, de Flaubert, escritores e artistas que *encontram a sua origem histórica ou teórica* nas sólidas distinções da Analítica do Belo» ([1]).

Parece que Kant abalou as regras da Filosofia da Arte com toda a naturalidade e com uma «audácia tranquila», segundo a frase de Bosanquet. Ninguém antes dele, e poder- -se-ia mesmo dizer que ninguém desde 1790, terá ousado dar tanto rigor à distinção dos termos, tanta cuidado na precisão do *facto*, na análise das suas noções artísticas. Ele foi o primeiro a aplicar a Lógica à Beleza, analisando a Arte com todo o rigor científico. A Estética, tal como a ética, tem os seus heróis e os seus santos. Kant é um desses semideuses. A sua obra é titânica. Tem a imperfeição do génio e a potência das obras inacabadas.

O kantismo não podia terminar numa conclusão. A revolução copernicana assenta sobre um movimento perpétuo.

([1]) C. Schuwer, *Révue de philosophie*, de Maio 1932, p. 367. «Les principes de l'esthétique de Kant»

III — Os pós-kantianos

Numerosos foram os discípulos de Kant, e quase todos consideraram *A Crítica do Juízo* como a melhor das suas três críticas.

Seria preciso falar de Jean-Paul Richter, de Novalis, de Schlegel e da sua extraordinária concepção da arte como «farça transcendental» (ironia autocrítica e paródia de si mesmo), de Tieck, ou de Goethe. Deixemos os independentes para conservarmos somente os descendentes de Kant:

1. **Shiller (1759-1805).** — Contemporâneo do seu mestre, seguiu, nas suas *Lettres sur l'éducation esthétique* e em muitos outros trabalhos de estética, a via traçada pela terceira *Crítica*, mas «teve o grande mérito de ter sido o primeiro a ousar ultrapassá-la», diz Hegel.

Ele parte do princípio de que a arte é uma actividade lúdica, um *jogo*, e que a esfera estética é o ponto de conciliação entre o espírito e a natureza, a matéria e a forma, pois o belo é *vida*, é o *corpo vivo* (*Lebende Gestalt*): «Numa forma de arte verdadeiramente bela, o conteúdo não significa nada, mas a forma tudo: só através da forma é que se opera sobre o homem como totalidade; por meio do conteúdo opera-se apenas sobre forças separadas dele. O verdadeiro segredo do grande artista consiste no seguinte: ele apaga a *natureza* por meio da *forma* (*den Stoff durch die Form vertilgt*).»

Em todas as suas *Lettres sur l'éducation esthétique de l'homme*, publicadas em 1795, Schiller mostrava que a arte deve triunfar sobre a matéria pela utilização livre das forças que encerra e que deve afirmar o seu domínio sobre uma matéria imponente, invasora, sedutora por si própria. Pois «a alma do espectador ou do ouvinte deve ficar inteiramente livre e intacta: deve sair pura e perfeita do circulo mágico do artista tal como das mãos do Criador». Igualmente, o assunto mais insignificante deve ser tratado de maneira que possamos passar dele para algo mais sério, mais rigoroso, para matéria mais importante, de forma a conservarmos a possibilidade de a trocar imediatamente também por um jogo mais ligeiro. De resto, enquanto «o homem for ele mesmo o mundo, para ele, não há ainda um mundo; mas, quando já não formar um com o mundo (então, e nesse caso), o mundo aparece-lhe realmente». Só o campo da estética é suficientemente grande para englobar todos os domínios sem exclusão de nenhum. Ela não dá à alma nenhuma inclinação especial, contrariamente a todas as outras actividades humanas; «só o exercício estético conduz ao ilimitado».

2. **Schelling (1775-1854).** — Se Fichte, o primeiro grande discípulo de Kant, não publicou muitas obras sobre estética, Schelling iria compor sucessivamente *Le systéme de l'idéalisme transcendental, Bruno,* um *Cours de philosophie de l'art* (dado em Iena em 1802-1803 e, depois, repetido em Würzburg e difundido por toda a Alemanha por meio de pequenos resumos manuscritos), *Rapports entre les arts figuratifs et les arts de la nature* (de 1800 a 1807) e muitos outros escritos de carácter filosófico-artístico. Schelling, embora admitindo o valor daqueles que, como Fichte, Schiller ou Schlegel, desenvolveram as ideias de uma filosofia da arte, censura-os severamente por falta de seriedade, de *wissenschaftlichkeit*, de verdadeiro espírito científico ([1]).

Ele propõe, portanto, um retorno às origens, isto é, à insubstituível *Crítica do Juízo,* partindo da filosofia da natureza e da crítica do juízo teleológico que Kant dera como seguimento ao estudo do juízo estético. Trata-se agora de encontrar o traço de união entre a filosofia teórica e a filosofia prática, e também de encontrar a identidade fundamental dos dois mundos no seio do próprio espírito. Haverá então no fundo do *eu* uma actividade com ou sem consciência, inconsciente como a natureza e consciente como o espírito? Sim, responde Schelling: é a actividade estética «órgão geral da filosofia: fecho de abóbada de todo o edifício».

Para sair da realidade quotidiana temos dois caminhos à escolha: a poesia, evasão virada para um mundo ideal, e a

---

([1]) Cf. *Philosophie der Kunstwerke*, V, 362.

filosofia, aniquilação do mundo real. De tal modo que «só uma obra de arte absoluta pode existir em diferentes exemplares, mas que é unica, embora ainda não exista na sua forma original». Schelling mostra vigorosamente que a arte é mais do que o órgão, é o verdadeiro documento da filosofia. Tal como a filosofia nasceu da poesia, também virá um tempo em que ela regressará à sua *alma mater*, de onde se separou.

Então, uma nova mitologia se edificará sobre a nova filosofia. Assim como a arte verdadeira não é a expressão de um momento, mas a representação da vida infinita, a intuição transcendental objectivada, do mesmo modo o Absoluto é tanto o objecto da *arte* como da *filosofia*: mas a arte representa o absoluto na *ideia* (*Urbild*), e esta no seu reflexo (*Gegenbild*). «A Filosofia não retraça as coisas reais, mas uma ideia delas; e a arte igualmente: essas mesmas ideias cujas coisas reais, como prova a filosofia, são cópias imperfeitas, aparecem na arte, objectivadas como ideias e, por conseguinte, na sua perfeição; representam o *intelectual* no mundo reflectido.» Schelling chega assim a um idealismo tricotómico (verdade, bondade, beleza) cuja influência será considerável em Cousin.

3. **Hegel (1770-1831)** — «A estética de Hegel», diz um dos seus exegetas, «a sua filosofia em geral, foi a *mais célebre e a mais profundamente admirada na Europa*. Provavelmente é verdade que nenhum outro filósofo foi tão longe como ele neste campo.» ([1]) Hegel é incontestavelmente o maior esteta de todos os tempos: convém dizê-lo, tanto mais que esta é uma ideia tão banal como contestada. Os quatro volumes da sua *Estética* constituem uma mina de uma riqueza inesgotável em todos os sentidos.

A) *A Arte.* — Para Hegel, a Beleza é a aparição perceptível da ideia; o conteúdo da arte é a ideia; a sua forma, é a configuração sensível e imaginativa. Para que os dois aspectos da arte se possam compenetrar, é necessário que o conteúdo, ao tornar-se

---

([1]) I. Knox, *The Aesthetic Theories of Kant, Hegel and Schopenhauer*, p. 79.

obra de arte, se mostre ele mesmo capaz de uma tal transformação, pois Hegel procura a racionalidade interior do real.

Por isso, fica claro que o pensamento do artista não será nunca um pensamento abstracto.

O grau mais elevado da vida espiritual é o que Hegel chama o *Espírito Absoluto*: é a este nível que o espírito se torna consciência da idealidade do real, da imanência da Ideia ou da razão absoluta em todas as coisas; é aí que a consciência coincide ou até mesmo se unifica com o acto da autoconsciência na qual o Absoluto, voltando a si mesmo, está eternamente presente na dispersão ilimitada da vida.

Ora, as três etapas que aparecem no caminho do espírito humano em busca do Absoluto são precisamente a Arte («revelação do Absoluto na sua forma intuitiva, pura aparição, idealidade que transparece através do real ao mesmo tempo que permanece como idealidade em face da objectividade do mundo ético humano»), a Religião e a Filosofia.

Se a arte, diz Hegel, «atinge o seu alvo supremo quando, com a religião e a vida, torna consciente e exprime o divino, os interesses mais profundos do homem, as suas mais vastas verdades espirituais», ela, no entanto, «longe de ser a forma mais alta do espírito», não atinge a sua «perfeição senão na ciência».

B) *Os Momentos da Arte.* — Depois de mostrar como a arte aparecia ao homem, Hegel determina os momentos essenciais da arte, coincidindo aliás com os principais períodos históricos da sua irradiação.

Tal é o objectivo da *Segunda Parte* da sua *Estética*, onde se assiste a uma espécie de metafísica da história das Belas-Artes, e da *Terceira* (e última *Parte*), onde Hegel nos dá a conhecer o seu sistema, a sua classificação das Belas-Artes.

A arte sendo a relação entre a ideia e a forma sensível, será denominada *simbolista* na sua primeira fase, quando essa relação não atinge ainda o equilíbrio definitivo do ideal artístico; será *clássica* quando se torna propriamente acto do ideal, quando a unidade concreta e viva dos dois extremos é alcançada sob um aspecto acabado e determinado; é *romântica* quando a relação dialéctica dos dois momentos atinge o limite onde o infinito da ideia não se pode actualizar senão «no infinito da intuição, nessa mobilidade que é própria e que a cada instante ataca e destrói a forma concreta». A esses três momentos correspondem primeiramente os três períodos da arte oriental, grega e moderna: pois, em cada um deles existe a síntese de uma cultura típica e tópica. Em seguida, da dialéctica dessas três etapas, Hegel deduz as diversas Artes: assim, a arquitectura corresponde ao momento simbólico, a escultura ao momento clássico, a pintura, a música e a poesia ao momento romântico.

Mas, mesmo a poesia se divide num aspecto *plástico* ou *pictórico* (poesia épica), *sugestivo* e *musical* (lirismo) e essas diversas formas encontram a sua síntese total no *drama*.

C) *A morte da Arte*. — Hegel tinha acentuado o carácter inteligível ou teorético da arte. Mas, ao proceder desse modo, encaminhou-se para uma grande dificuldade a que os seus predecessores se tinham furtado.

O hegelianismo tropeça nela. A arte está, com efeito, situada na esfera do espírito absoluto, do mesmo modo que a religião e a filosofia. Se ao menos a arte e a religião desempenhassem outras funções que não fossem as da filosofia, elas tornar-se-iam graus inferiores, mas não elimináveis, do conhecimento do Espírito. Mas, devido à sua busca comum do conhecimento Absoluto, que valor podiam conservar estando em concorrência directa com a Filosofia? Não podiam ser senão fases transitórias, históricas e fragmentárias da vida da humanidade. O sistema hegeliano — diz Croce — sendo racionalista e *anti-religioso*, é também *antiartístico*. «Esta foi», acrescenta Benedetto Croce, «uma consequência estranha e desagradável para um homem possuidor de um intenso sentido estético e amador fervoroso da arte, como era Hegel: foi como que a repetição do mau passo dado por Platão e da difícil situação em que se encontrou também, após outras vicissitudes; mas, tal como o antigo não hesitou em obedecer à razão e em condenar a *mimesis* e a poesia homérica que lhe era tão cara, também Hegel não tentou subtrair-se à exigência do seu sistema e declarou a mortalidade, ou antes, a morte da Arte» (¹).

Tudo deriva do grande princípio hegeliano: *no seu destino mais alto, a arte é e permanece para nós um passado.* É a partir desta ideia: inferioridade da arte relativamente ao pensamento, preponderância dos caracteres materiais ou dos interesses políticos, etc., que o marxismo iria poder articular-se com a Estética hegeliana (²). Hegel declara nomeadamente: «Concedemos à arte um lugar bastante elevado, mas é preciso também recordar que a arte — nem pelo seu conteúdo nem pela sua forma — não é o meio mais elevado para trazer à consciência do espírito os seus verdadeiros instintos. Justamente devido à sua forma, a arte está limitada a um conteúdo estreito. Só um certo círculo e um certo grau de verdade são capazes de ser expostos no elemento da obra de arte: ou seja, uma verdade que possa ser transportada para o sensível e parecer aí adequada, como os deuses helénicos...

«O espírito do nosso mundo moderno, e mais precisamente o da nossa religião e da nossa evolução racional, parece ter ultrapassado o ponto onde a arte é o modo principal de conceber o Absoluto.

«A especialidade da produção artística e das suas obras já não satisfaz a nossa necessidade mais elevada...» E Hegel conclui: «O pensamento e a reflexão ultrapassaram as Belas--Artes». Pode ter sido isto que fez dizer a esse marxista disfarçado, a esse hegeliano «de má tez» que é Croce, que toda a *Estética* de Hegel era um elogio fúnebre da Arte; «ela passa em revista formas sucessivas (ou estádios esgotados), mostra os progressos da consumpção interna, e dispõe-nas todas no sepulcro com um epitáfio escrito pela Filosofia».

Admitindo mesmo que Hegel tenha procurado promover a Filosofia privando a arte dos seus caracteres próprios, o que é extremamente contestável, temos que reconhecer a profundidade e a amplitude dessa construção titânica: provoca admiração.

(¹) *L'esthétique comme science de l'expression et linguistique générale*, p. 300.
(²) Mas Marx também não escreveu a sua Estética. Cf. Lefebvre, *Contribution à l'esthétique.* Ed. Sociales, Paris.

Nenhum esboço pode substituir a impressão de grandeza e de força que emana da leitura da *Estética*. É preciso senti-la. Tudo o que se possa dizer dela não é nada em comparação com o que ela é de facto.

A posteridade de Hegel, de Fischer a Schasler, de Marx aos marxistas, nunca deixou de proliferar. Mesmo arruinado, o princípio da estética hegeliana deu lugar a inúmeras aplicações que lhe sobreviveram e que continuam a sobreviver-lhe ([1]).

4. Schopenhauer (1788-1860). — Schopenhauer oscilou entre o kantismo, de onde veio, e o platonismo, para o qual procura frequentemente inclinar-se. Cada arte tem por tarefa uma categoria especial de ideias que, na perspectiva do *Mundo como vontade e como representação*, traduzir-se-á pela «objectivação da vontade, susceptível de numerosos graus que são a medida da nitidez e da perfeição crescente».

Cada coisa tem a sua beleza própria, mas uma hierarquia conduz-nos da matéria à vida e dos seres vivos ao homem: «É a beleza humana que representa a objectivação mais perfeita ao nível do mais alto grau onde ela é reconhecível».

O sistema das Belas-Artes consiste, para Schopenhaeur, em dar a cada arte uma categoria especial de ideias. A mais baixa é a Arquitectura cuja utilidade material se aproxima da arte dos jardins, e mesmo da Pintura paisagística, pois ambas representam as ideias da natureza mineral (pedras) ou vegetal (jardinagem). A seguir, vêm a pintura e a escultura de animais, em oposição às *naturezas mortas*, correspondendo às ideias da zoologia. Depois, a pintura de interiores, os quadros históricos, as estátuas ou retratos de homens reproduzindo a beleza do corpo humano. Em seguida, a Poesia muito acima de todas as artes *plásticas*, pois tem como objecto próprio a ideia de Homem. Mas há toda uma hierarquia nas artes literárias, com o *lied*, a romança, o idílio, a epopeia e o drama (em ordem ascendente), com exclusão da comédia, que Schopenhauer acha trivial de mais para poder ser considerada *arte*. Todavia, mesmo a Poesia

---

([1]) Cf. a tese de Mikel Dufrenne, P. U. F., 1953, *Vide infra.*

figura num nível bem inferior da Arte comparativamente à Tragédia: é esta que, graças à Piedade, nos permite comunicar com a ideia do Homem Absoluto. A Piedade schopenhaueriana é uma espécie de sexto sentido: o homem só conhece e compreende as coisas na estrita medida em que simpatiza com elas, tem compaixão da humanidade. Compadecer é o alvo mais alto de toda a Filosofia.

Acima de todas estas formas de arte que exprimem as ideias de matéria, de vida ou de humanidade, existe a forma das formas, a ideia das ideias, a arte que se confunde com o próprio cosmos: a *música*. «O mundo é música encarnada, do mesmo modo que é vontade encarnada.» E diz também o nosso autor: «Há na música algo de inefável e de íntimo». Deste modo, ela passa perto de nós à semelhança de um paraíso familiar, ainda que eternamente inacessível. É para nós ao mesmo tempo «perfeitamente inteligível e completamente inexplicável» ([1]).

Mas é preciso compreender que a música não é para Schopenhauer uma arte entre outras: não exprime as ideias, mas, paralelamente a estas, a própria vontade. Não é somente uma aritmética como no caso de Leibniz: é uma metafísica.

A Contemplação. — É necessário compreender que, para Schopenhauer, «dizer que uma coisa é bela, é dizer que é o objecto da nossa contemplação estética».

Aquele que contempla, devido a uma espécie de «catarse estética», segundo Croce, torna-se um sujeito cognoscitivo puro, libertado da vontade, da dor ou do tempo. Do mesmo modo, a arte aparece como uma revelação intuitiva, misteriosa, miraculosa das ideias. «É a contemplação das coisas independentes do princípio de razão.» (I, 191).

Por isso, a essência do génio está «numa aptidão eminente para a contemplação». A arte é o melhor modo de conhecimento filosófico, já que a Beleza é a «representação exacta da vontade»; mas não se infira que a Arte e a Filosofia se possam confundir. «A Filosofia é para as Artes o que o vinho é para a videira.»

([1]) T. III, p. 275 e sg.

Uma é difícil, as outras são acessíveis. A filosofia tem condições «repulsivas e difíceis de cumprir». Assim, «o seu público é restrito, enquanto o das artes é numeroso».

Em resumo, toda a estética schopenhaueriana está contida nesta pequena frase: «O artista empresta-nos os seus olhos para vermos o mundo» (I, 201); a arte é o melhor meio para chegar ao conhecimento *puro* do universo. Neste sentido, a arte é a «eclosão suprema de tudo o que existe». Se a vontade é dolorosa ou infeliz o querer-viver, a arte será o melhor calmante, o reconforto mais seguro. Simultaneamente tonificante e consoladora, a arte atingirá o «entusiasmo estético que apaga as prisões da vida». Mas a música já não é suficiente; a alegria profunda deve ceder o lugar a uma calma recolhida; o Belo supremo e absoluto torna-se análogo do nada. A Estética transforma-se em mística. O homem em quem se nega a vontade vai poder mergulhar no seu nirvana.

Apesar da sua influência nos impressionistas ou no pensamento de Nietzsche, e não obstante uma inteligência e uma sensibilidade penetrantes, Schopenhauer contentou-se com fazer arte sobre a Filosofia da Arte: o seu sistema é muito mais a obra de um poeta do que a de um filósofo.

Com Schopenhauer findava a tradição dos pós-kantianos. Ao criticismo vai seguir-se assim a época moderna da Estética.

Capítulo Três

O POSITIVISMO OU A IDADE MODERNA (¹)

A crer em Croce, a história da Estética teria atravessado três fases essenciais: a era pré-kantiana, a idade kantiana e pós--kantiana, e depois a idade positiva caracterizada por uma «santa antipatia» da metafísica. Antes destas fases, uma longa pré-história de mais de dois mil anos. Depois, a Estética actual que, efectivamente, é marcada pelo desenvolvimento das ciências humanas, das disciplinas lógico-formais e preocupada em amplificar o trabalho crítico de Kant, através da extirpação das sequelas do espírito metafísico.

Dividiremos este período de quase dois séculos, que vai da morte de Kant (1804) aos nossos dias, de uma forma muito mais lógica do que cronológica. Apesar do carácter redutor e convencional das classificações filosóficas, parece-nos possível distinguir quatro correntes estéticas importantes: uma corrente «positivista», uma outra «idealista», uma terceira «crítica» e por fim uma corrente «libertária». Cada estética mantém a sua especificidade, bem entendido. Actualmente, mais do que em qualquer outra época, e porque o seu objecto é a arte, a estética exige originalidade, e mesmo um estilo. Mas estudemos primeiro aquela que, por um lado, engloba tudo o que o século XIX tinha pensado em matéria de arte, e por outro anuncia apostas

---

(¹) Este capítulo, que retoma, actualizando, o texto original de 1954, é da autoria de Pierre Corcos, Doutor em Estética.

radicalmente novas, com as quais o nosso século se debate constantemente: a estética de Nietzsche. Esta filosofia da arte é notável, em tudo o que vai além do campo tradicional desta reflexão. Não nos devemos ficar pelas obras propriamente estéticas, tais como *la Naissance de la Philosophie, Le cas Wagner, Humain, trop humain (De l'âme des artistes), Les considérations inactuelles (Wagner à Bayreuth)*, etc., ainda que elas formiguem de invenções, de engenhosos conselhos, de perspectivas originais sobre a criação artística. Também se perderia muito se nos contentássemos com a famosa distinção apoliniana/dionísiaca, *Naissance de la Philosophie* (1872), ainda que a figura de Dionisos transpareça em inúmeras experiências artísticas contemporâneas (ver o que dizem filósofos tão diferentes como Jean Brun e Henri Lefebvre). Nietzsche acaba com a arte concebida como ópio, vazia de vontade, como evasão, tal como Schopenhauer e a religiosidade romântica a concebiam. Nas civilizações decadentes, a arte é consolação, e não força. É uma estética contaminada pelo nihilismo passivo, do qual Wagner é um perfeito exemplo, que Nietzsche vê espalhar-se pela Europa. Esta estética doentia tem necessidade de um «sentido inato», nostálgico de um ancoradoiro metafísico, mais ou menos disfarçado. Ora, quer ele peça aos seus desejos uma nova música ou uma transmutação de valores, Nietzsche prepara uma verdadeira revolução cultural. Ao ceifar os fundamentos filosóficos do bem e do mal, do verdadeiro e do falso, Nietzsche abre a múltipla perspectiva de um mundo vivido como puro jogo de intensidades. Desde aí não só a arte já não tem vocação simbólica para representar uma realidade sobrenatural mentirosa, mas, enquanto jogo gratuito, é o modelo do que poderia ser uma outra civilização, curada da longa doença do Sentido e da sua transcendência. Já não é a teoria que pensa a arte, mas a arte que engloba a teoria como ficção. Assim, toda a arte moderna, depois de Nietzsche, poderá produzir a sua linguagem, as suas próprias convenções, reivindicar a sua total autonomia e abrir até ao infinito o campo dos possíveis, logo do Desejo. A estética dará também a si própria os meios de não mais andar à procura de uma essência do «Belo», da «Arte», mas antes de um novo incitamento à criação. Rir de Zaratrusta que preenche toda a modernidade e ainda a ultrapassa. Nietzsche evolui de um pessimismo romântico (figura de Wagner) para a afirmação total desse mundo (figura de Dionisos-Zaratrusta). Mas, antes que o mundo-verdade e o mundo das aparências, um e outro sejam abolidos, é necessário passar pela «alvorada cinzenta» do positivismo, como diz Nietzsche ([1]).

I — As estéticas positivistas

Elas pretendem utilizar métodos tão rigorosos quanto os das ciências. A obra de arte seria apreendida por critérios precisos de elucidação, e uma linguagem discursiva, não intuitiva, poderia preencher a distância entre o produtor artístico, a sua obra, e o estado de civilização no qual surge. Chegar-se-ia assim a esclarecer o mundo das formas e a sua génese, e a arte seria tão formalizável quanto os diversos saberes de uma época.

Torna-se necessário agora citar Taine (1828-1893): o autor de *La Philosophie de l'art* tinha já pretendido fazer uma Estética histórica, e não dogmática, fixando os carácteres objectivos e estabelecendo leis. «É como a botânica», afirma Taine, retomando o termo clássico de Sainte-Beuve («a história natural dos espíritos»), «é como uma espécie de botânica aplicada, não às plantas, mas às obras humanas».

E Taine demonstraria, através das suas muito famosas lições dadas na École des Beaux-Arts (*Philosophie de l'art*, 1865), como as grandes obras eram resultantes de três forças: o *meio*, o *momento* e a *raça*. A este respeito, a análise do «meio» permitiu-lhe desenvolver a crítica literária em profundidade; mas a sua estética permanece confusa.

Já antes de Taine, uma estética experimental fora anunciada por Batteux, que, no séc. XVIII, queria imitar os verdadeiros físicos que acumulavam experiências e a seguir fundavam sobre elas um sistema, ou por Victor Cousin que queria «tal como o

---

([1]) «Como o 'mundo-verdade' se torna finalmente uma fábula», *O Crepúsculo dos Ídolos*, (Edições 70, Lisboa).

físico ou como o químico» dominar «a análise de um corpo composto e reduzi-lo aos seus elementos simples». «É apenas uma experiência e uma indução directa.» ([1]).

Quanto à *Esthétique physiologique,* serviu de título a uma importante obra de Grant Allen (Londres, 1877), e forneceu numerosos temas a Helmholtz, a Brucke, a Stumpf (entre 1860 e 1880). O primeiro laboratório de Psicologia que Wundt fundaria em Leipzig em 1878 marcou uma data na história da estética experimental. Mas houve também outros antecedentes; Spencer, por exemplo, contribuiu para o nascimento de uma estética de tipo biológico ou sociológico. Várias obras (*Philosophie du style,* 1852, *L'utile et le beau,* 1854, *Origine et fonction de la musique,* 1857) merecem ser mencionadas.

Mas o padrinho da estética experimental é Gustave Théodore Fechner (1807-1887). Na sua *Introduction à l'esthétique* (Leipzig, 1876), propôs, pela primeira vez, a designação estética indutiva «de baixo» *(von unten)* — por oposição ao que sugeria a antiga estética metafísica «de cima» *(von oben)* —, como a «determinação conceptual da essência objectiva do belo».

Ainda que, em França, Chevreul tenha pela primeira vez desbravado as terras desconhecidas da estética de laboratório (estudo do contraste simultâneo das cores), é na Alemanha que viria a ser explorado metodicamente esse tipo de trabalho. Espalhado pela Alemanha, pela Inglaterra, pelos Estados Unidos, por Itália, o método fechneriano obteve uma vasta audiência e indefinidas aplicações. A estética industrial, praticada primeiro por alguns técnicos americanos, provém da mesma fonte.

Para Fechner, a estética está para a metafísica como a física está para a cosmologia. A era dos sistemas está ultrapassada. Também a «estética de baixo» se esforçará por actuar por induções para descobrir grandes princípios (sempre prudentemente!), tais como o do «limiar estético do crescimento», o da «unidade na variedade», o da «ausência de contradição», o da «clareza», o da «associação», o do «contraste», etc. ([2]), com

---

([1]) *Du Vrai, du Beau, du Bien,* ed. 1853, p. 257.
([2]) Cf. Ch. Lalo, *L'esthétique expérimentale* (de Fechner), 1908, P. U. F.

a ajuda de métodos apropriados (métodos de escolha, de construção, de obturação, etc.). Trata-se antes de mais de suscitar *experiências*. A mais célebre consistia em determinar a validade «científica» da *secção de ouro*. Era pedido às pessoas que escolhessem entre rectângulos de superfície mais ou menos igual, mas de proporções diferentes. Foram organizadas estatísticas impressionantes com média aritmética e repartição das pessoas segundo a idade, o sexo, etc., prefigurando os testes, sondagens e estatísticas das nossas modernas tecnocracias. Lipps critica a validade desta experiência demonstrando que o «facto» elementar que se acreditava isolar era já de si complexo. Sem chegar ao ponto de Schasler, que diz que o método fechneriano é «uma média arbitrária de julgamentos arbitrários de um total arbitrário de pessoas arbitrariamente escolhidas», é necessário reconhecer que o insucesso desta estética experimental se deve à impossibilidade de atingir «factos simples e isoláveis» e à ilusão

> «que consiste em crer que se deu à investigação a forma exterior aparente da experimentação, e que o facto objectivo que se tencionava explorar foi realmente atingido; e que também se obteve a seu respeito um conhecimento positivo e incontroverso» (Etienne Souriau).

Com os continuadores de Fecher nos Estados Unidos, na Alemanha e na Inglaterra ([1]), uma estética «científica» (sejamos, contudo, prudentes na utilização deste qualificativo) ganhou corpo, ao inspirar-se na biologia e na sociologia. Mas, uma verdadeira ciência da arte não implicará a interdisciplinaridade, uma epistemologia rigorosa e o reconhecimento prévio do carácter extremamente específico do seu objecto?

Em França, no Instituto de Estética da Sorbonne, as investigações de Robert Francès ([2]) ou as de M. Imberty ([3]),

---

([1]) Cf. Woodworth, Chandler, Munro, Witmer, Lipps, Dessoir, Myers, Eysenck, etc.
([2]) *La perception de la musique,* Vrin, 1958, *Psychologie de l'Esthétique,* P. U. F., 1968.
([3]) *L'acquisition des structures tonales chez l'enfant,* 1969.

continuaram o projecto dessa estética dos «pequenos factos», dessa micro-estética que é, sem dúvida, o de restringir o alcance das afirmações temerárias e intuitivas sobre os fenómenos da arte. A linguística forneceu uma outra oportunidade para o alargamento da corrente positivista. «Ciência piloto» das ciências humanas, afirmou-se então, ela pode aproveitar-se, nomeadamente depois de Saussure, de uma formalização, e mesmo de uma matematização que reintroduziria, numa estética demasiado tempo dominada por dogmas metafísicos, métodos de análise rigorosos. Um dos maiores estetas do séc. XX, Benedetto Croce (1866-1952), tentou provar que a estética é uma «linguística geral», uma «ciência da expressão», em virtude de um paralelismo estético-gramatical, e que «num certo grau de elaboração científica, a linguística enquanto ciência deve fundir-se na Estética: e ela funde-se de facto, sem deixar resíduos» ([1]). Mas o ecletismo de Croce (discípulo de Vico, de Kant, de Hegel e de Marx), a distinção que faz entre um conhecimento intuitivo e um conhecimento lógico, impedem-no de efectuar o entrosamento sistemático linguístico-estético. Quanto à interpretação iconológica de Panofsky ([2]), este apresenta-se como um método rigoroso, inspirado da crítica kantiana do conhecimento, tornando-se a obra de arte (tida como forma concreta, ideia, conteúdo) o indicativo de uma figura de espírito próprio de um meio ou de uma civilização.

A posição de Suzanne Langer ([3]) é tão original que merece ser mencionada, uma vez que tanto recusa a alienação da investigação estética no conhecimento linguístico como a delicadeza do conceito de «expressão». É o «símbolo icónico» que deve ser procurado, por ele próprio e não apenas pela mensagem que é suposto que transmita.

A ideia de que cada arte constitui uma língua e de que se podia estudar esse sistema de signos em todos os níveis de

---

([1]) Cf. Croce, *Bréviaire esthétique, L'esthétique comme science de l'expression et linguistique générale*, etc.

([2]) Cf. *L'oeuvre d'art et ses significations*, Gallimard, e *Architecture gothique et pensée scolastique*, Ed. de Minuit.

([3]) Cf. *Feeling and Form*, Londres, 1953.

estruturação, abriu caminho a investigações contemporâneas tais como os *Essais sur la signification au cinéma*, de Christian Metz, os *Études sémiologiques*, de Louis Marin, a *Théorie de la littérature* [*] e a *Poétique de la prose* [*] de Tzvetan Todorov. Citemos igualmente as finas contribuições semiológicas de Roland Barthes, e a introdução da teoria da informação nos fenómenos artísticos, brilhantemente ilustrada por Abraham Moles ([1]).

Uma certa sociologia mecanicista, marcada por postulados redutores, pretende explicar a arte pelo seu condicionamento social ou por uma infra-estructura económica. Declara, por vezes, constituir deste modo uma «estética marxista» verdadeiramente científica: só que não passa de uma esquematização abusiva. Pensemos em Jdanov *(Sur la litterature, la philosophie et la musique)* e na estética soviética em geral. Esta sociologia, da qual a estética seria dependente, repete que as superestruturas sociais ideológicas (como a arte) são apenas «reflexos» das condições técnico-económicas de produção ([2]). A este propósito, a crítica de Jean-Paul Sartre, a respeito de Lukacs e da estética marxista dogmática, é essencial à reflexão estética contemporânea. Mas não nos enganemos: essas divergências teóricas ultrapassam a querela de especialistas e dissimulam mal as apostas ideológicas e políticas.

Estas apostas da modernidade estão notavelmente iluminadas pelos trabalhos de Thierry de Duve ([3]) que aplica a análise semântica ao arbitrário aparente das produções contemporâneas, e o reintegra numa historicidade que as formulações do pós-moderno colocam em perigo.

---

[*] *Teoria da Literatura* e *Poética da Prosa*, Lisboa, Edições 70, ambos os livros na colecção SIGNOS que inclui também diversos livros de Roland Barthes (N. E.).

([1]) Abraham Moles, *Le Kitsch,* colecção «Médiations», *Art et Ordinateur, Théorie de l'information et Perception esthétique.*

([2]) Ver N. Boukharine, *La Théorie du matérialisme historique*, Paris, 1967.

([3]) Cf. *Nominalisme pictural* e *Au nom de l'art*, Editions de Minuit.

II — As estéticas idealistas

Elas afirmam a transcendência da subjectividade e viram-se mais para a filosofia do que para as ciências para compreender os fenómenos da criação, da contemplação e da interpretação da arte. O recurso à intuição, o estudo do essencial, o método reflexivo, o aproveitamento das significações sem passar automaticamente pelas grelhas de descodificação de qualquer uma das ciências humanas, são essas as principais características destas estéticas.

Se nos voltarmos para o século passado, deparamos com pensadores literários ou com teóricos sobretudo verbais. E de facto, em França, o séc. XIX, aquando da revolução industrial, suportou em estética um tímido ecletismo, sujeito a influências anglo-saxónias (Quatremère de Quincy, Ad. Garnier, Jouffroy). Apenas Lamennais se distingue do conjunto, com um esboço de uma *Philosophie de l'art* geralmente conhecida por *Du Beau* e no qual se esforça por mostrar como a arte procura reproduzir o divino «sob condições materiais ou sensíveis». Outros, tal como Rodolphe Topfer, esteta suíço (como Crousaz no século precedente), simultaneamente pintor e pensador, Ravaisson, Frédéric Paulhan, ou Gabriel Séailles (*Le génie dans l'art, Léonard, Origine et destinées de l'art*), também mereciam destaque. Paul Souriau é o exemplo desses estetas do fim do séc. XIX que depressa foram esquecidos: citemos a sua *Théorie de l'invention* (1881), a sua *Esthétique du mouvement* que surgiu no mesmo ano de *L'Essai sur les données immédiates de la conscience* (Bergson, 1889), a sua *Suggestion dans lart* (1893) e *La beauté rationelle* (1904) que é talvez a sua obra-prima.

Quanto a outros países, é necessário mencionar esse curioso estudo que Tolstoi consagrou à questão *O que é a Arte?*. É necessário falar dos americanos Edgar Poe (1809-1849) — *Le principe poétique, Philosophie de la composition* — e Emerson (1803-1882), autor de uma valiosa correspondência com o crítico inglês Carlyle. Este período do séc. XIX continua a ser dominado, em Inglaterra, pela grande figura de Ruskin. É necessário citar as principais obras desse profeta genial da «religião da beleza». Contentemo-nos em recordar o seu *Peintres modernes* (1843), o seu *Sept lampes d'architecture* (1849), o seu *Pierres de Venise* (1851), as suas *Conférences sur l'architecture* (1853) ou a sua *Morale de la poussière,* etc. John Ruskin (1819--1900) é um fervoroso amante da Natureza, e viveu praticamente todo o século da revolução industrial. Ruskin nunca deixou de denunciar e de combater a sociedade que então se organizava. A arte é o princípio de uma vida espiritual ameaçada. Ruskin, com o seu génio evocador, é nostálgico de um passado ainda impresso de beleza. Incansável admirador das obras de arte da Antiguidade, está persuadido de que o Belo é a revelação das intuições divinas, um sinal que «Deus aplicava às suas obras e mesmo aos seus mais pequenos detalhes». Desse modo, não é a inteligência ou a sensibilidade que nos revelariam a beleza, mas antes uma «faculdade teórica», um sentimento particular que nos faz cair em êxtase frente a um objecto natural, muito mais do que frente a um objecto artístico. Segundo esta intuição, simultaneamente mística e finalista da natureza, tudo o que era belo devia *ipso facto* ser bom e, por isso mesmo, se manifestar por uma fascinante religiosidade. E a arte tem por objectivo ver e descrever o que é, com a sua face de sombra e de luz. Guardemos, na memória, este tema de Ruskin, a «nebulosidade» *(cloudiness),* que parece ser um arquétipo das metamorfoses da natureza e do perpétuo movimento da liberdade. Marcel Proust, na sua vida e obra, deve muito a Ruskin.

Se falamos de Bergson (1859-1941), é necessário repetir que a sua obra não versa a estética (excepção para o seu pequeno livro sobre *Le Rire,* que tenta confirmar, baseado na categoria estética do cómico, um ponto da sua filosofia geral: a oposição entre o mecânico e o vivo), mas que toda a sua obra é uma vontade de conhecer esteticamente o mundo.

«Se a realidade viesse impressionar a nossa consciência, se nós pudéssemos entrar em comunicação imediata com as coisas e connosco, a arte seria inútil — ou seríamos todos artistas»

— dizem-nos as belas páginas do filósofo. Mas Bergson não considera a actividade criadora do artista que, ingenuamente, numa pura e directa sensação, coincide com o fluxo do mundo, a duração das coisas. Contudo, no fundo de nós, os estados psíquicos são comparáveis à «fluidez deslizante da música», e o contraponto musical exprime maravilhosamente a «compenetração dos estados da alma». É a nossa percepção normal que está obnubilada, entorpecida:

> «A arte faz-nos sem dúvida descobrir nas coisas mais qualidades e mais cambiantes do que nos apercebemos naturalmente. Ela dilata a nossa percepção.»

Poesia e musicalidade excepcionais de Bergson. A intuição bergsoniana é um alargamento filosófico da teoria do *Einfühlung* (Lipps, Volkelt, Basch). Ele é, juntamente com Nietzsche, o filósofo-artista por excelência, e fez bem melhor do que produzir mais uma estética na filosofia: ele estetizou, de forma genial, a filosofia.

Não podemos deixar de citar os belos livros de estética musical de Vladimir Jankélévitch ([1]), com influência bergsoniana. O instante em música é portador de eternidade e, com o filósofo, nós escutamos com religiosa atenção *Debussy, Ravel* ou *Fauré*...

Entre as estéticas filosóficas destaca-se a de Etienne Souriau (1892-1979). A sua teoria está já inteiramente em embrião na sua primeira obra: *Pensée vivante et perfection formelle* (1925). Seguindo o plano que traçou, o autor de *L'abstraction sentimentale* (1925) explicita, antes de mais, o estudo das formas do pensamento ao mostrar como elas se impunham muito particularmente na arte. Desse modo, Etienne Souriau encontrava-se na posse do seu sistema e descobria, de uma só vez, o carácter «skeuopoético» da arte, e a explicação da eficácia do pensamento pela presença das suas qualidades formais.

Qual será *O futuro da estética* (1929)? Etienne Souriau insiste na tentativa de definição dessa disciplina, efectivamente

---

([1]) Cf. *La musique et les heures*, Le Seuil, 1988.

ameaçada por outras ciências humanas, e cujo estatuto é sem dúvida tão enigmático como o sentido último de uma obra de arte. A estética seria uma ciência das formas «sob aparências universais». Se a filosofia contribui profundamente para o conhecimento da arte, a arte é o grau mais elevado do saber filosófico. «Só a arte exprime os informuláveis», mas existe uma identidade entre a arte e a filosofia: «A sua afinidade não consiste numa participação da filosofia no que a arte tem de frágil (...) A arte e a filosofia têm isto em comum: uma e outra visam posicionar seres cuja existência se legitima por ela mesma». O filósofo concebe a sua obra como o poeta o seu poema. Esta insistência na instauração das formas permite logicamente a Etienne Souriau caracterizar a obra de arte como «hetero-cósmica», constituindo um outro universo só para ela. A arte seria definida como a »dialética da promoção anafórica. Promoção anafórica significa todo o processo ordenado por uma marcha progressiva em direcção à plena existência do ser, qualquer que ele seja, cuja presença acabada constitui o termo do processo». A vantagem desta definição é a de ultrapassar as múltiplas reduções do fenómeno artístico às quais as ciências humanas têm o costume de se entregarem.

A fenomenologia trouxe uma considerável renovação à estética filosófica. Merleau-Ponty ([1]) soube fundar uma ontologia sobre a revelação pictórica. Ao exprimir a coisa, a sensação primitiva e a sua própria ligação ao Ser, o artista torna visível essa unidade primordial do corpo e do mundo. Mikel Dufrenne, na sua *Phénomenologie de l'expérience esthétique* ([2]), mostra que toda a obra faz apelo a «uma percepção que descobre nela e realiza o objecto estético». Trata-se de revelar significações, e não de se deixar levar pela opinião, pelo humor do momento: «Por mais longe que a obra esteja em nós, nós estamos nela». Intuição das essências, visão de características estéticas que são

---

[1] Cf. *Signes* e *L'oeil et l'esprit*, Gallimard.
[2] Paris, P. U. F., 1953, col. «Epiméthée», 2 vol.; cf. também *Esthétique et Philosophie*, Paris, Klincksieck, 1972, 1976, 1982, col. «Esthétique», 3 vol.

a *priori* afectivas e universais, mas que apenas são actualizáveis através de uma experiência histórica particular: «A presença do objecto estético, como acontecimento, dá-me hipótese de conhecer o *a priori* de que sou portador» e «Na história, as essências revelam-se. Isto porque se a história é o lugar da sua aparição, em lugar de ser princípio de relatividade, ela é serva do absoluto». Mas a história parece confrontada com um impasse pela confusão do sentido, pela inflacção do discurso, pelo primado das estruturas, pela morte proclamada da Arte e, depois, do Homem. Face a esta violência do contingente e dos modos, George Steiner ([1]) quer apostar de novo sobre o sentido e sobre o escândalo luminoso da transcendência. Se a estética é uma escuta da arte, em primeiro lugar ela deve restaurar uma arte da escuta.

Poder-se-á esboçar um balanço das estéticas idealistas ou filosóficas? Elas «conservam» a arte, com toda a ambiguidade do verbo: por um lado, ao dar corpo a certos conceitos, protegem certos valores estéticos e morais; por outro lado encerram numa essência ou numa lei intemporais o que apenas aspira a se metamorfosear.

Reencontraremos este problema nas estéticas críticas e libertárias.

III — As estéticas críticas

«Fim do individualismo. Pouco importa a Ulrich. Apenas se deverá salvar o que valha a pena.» Estas notas de Robert Musil, sobre o seu herói, *L'Homme sans qualités,* podem ser a introdução das estéticas críticas. Como o indivíduo, a arte está ameaçada de desaparecimento. Não porque tenha realizado o seu destino de se confundir com a vida, mas porque a racionalidade saída de Platão e, depois, das Luzes, de Hegel e de Comte, estende um domínio total sobre o nosso século, depois

---

([1]) Cf. *Réelles présences,* Gallimard.

de ter expulso toda a transcendência, absorvido toda a crítica, recuperado toda a alternativa. No Leste como no Ocidente, o totalitarismo da produção instalou-se com as sociedades industriais avançadas. No consenso geral que petrifica a História, a arte é o único embrião crítico, que a ideologia dominante, confundindo-se com a realidade, vai mistificar, mercantilizar, reduzir, integrar por todos os meios. É a dimensão negadora e utópica da arte que estas estéticas querem salvar e, identificando-se com o seu objecto (a arte como crítica do que é), vão erguer a sombra requisitória da modernidade.

A perda da Aura atribuída à obra de arte é um tema essencial da estética de Walter Benjamin (*L'oeuvre d'art à l'époque de sa reproductibilité technique*). Esta singularidade dos objectos culturais artísticos, quando eles estavam inseridos num contexto tradicional e ligados a um culto, esta marca de distância em relação ao senso comum, ao mundo das mercadorias, essa Aura da obra está destruída pelo valor da troca, pelo mercado da arte, pela reprodução massificada do original. Por um lado, essa reprodutibilidade quebra os privilégios da classe que exerce a sua hegemonia cultural sobre a arte, por outro lado favorece a mercantilização e o carácter intercambiável da obra. Esta ambivalência, assim colocada, testemunha a situação contraditória da estética crítica — preocupada quer em conservar os valores do individualismo (resultante da sociedade liberal) que a tecnocracia lamina, quer em denunciar ao mesmo tempo o carácter repressivo e mentiroso de certos discursos idealistas sobre a arte ([1]).

Theodor W. Adorno (1903-1969) foi sociólogo, psicólogo, músico e esteta. As suas obras de estética (*Philosophie de la nouvelle musique, Essai sur Wagner, Théorie esthétique* [*], etc.) não são suficientemente conhecidas, apesar da sua importância teórica e das suas ressonâncias com o nosso tempo.

([1]) Cf. Walter Benjamin, *Oeuvres*, I e II, Paris, Denoel, 1971.
[*] *Teoria Estética*, colecção «Arte & Comunicação», Edições 70, Lisboa.

Este desconhecimento não está apenas ligado a problemas de tradução, ou de edição: tem a ver com a dificuldade da obra que resiste à sistematização, e à recuperação dos modos. Este aspecto formal, rebelde à assimilação, revela já a preocupação constante de Adorno: preservar o indivíduo, e a obra de arte enquanto individualidade irredutível, contra a quantidade de totalitarismos burocráticos e mercantis. Não se pode compreender a «*Teoria Crítica*» em geral, denominada também Escola de Francoforte, e a *Estética* de Adorno, em particular, sem as situar no horroroso contexto *histórico* dos campos de morte (os membros israelitas dessa Escola escaparam ao massacre por um triz) e *político* da bipartição do mundo em dois blocos ideológicos.

Para Adorno, a autêntica arte moderna desloca as totalidades fechadas dos sistemas ideológicos. A totalidade conseguida não é, como o pensava Hegel, o preenchimento do Espírito, mas a morte. O «melhor dos mundos» (Huxley ou Orwell) é com efeito aquele que, pela burocracia, pela omnipotência da ideologia tornada «verdade», liquidou o indivíduo, o singular, a subjectividade. O Paraíso da sociedade de consumo é o domínio sem precedente. As obras de arte são feiticizadas, *reificadas* nos circuitos banalizados da indústria cultural, e as sucessivas camadas de história, de lutas, de contradições que elas carregam, logo o seu conteúdo de verdade, de crítica, está coberto pelo sapiente verniz (ou «vernissage»!) dos «discursos sobre arte». A fim de reforçar a ideia de que a realidade presente é a única possível, e a fim de ignorar a carga subversiva e utópica que a arte contém, reduzem-na a uma «aparência», a uma «ilusão». Todavia certas obras resistem sempre à recuperação, ou ao doutrinamento. São mais verdadeiras que a verdade e contudo o seu sentido não pode ser detido. Estes modelos de negativismo (e Adorno alonga-se nas criações de Kafka, Beckett, Schonberg) bastam para destruir o consenso sinfónico da totalidade falsa pela sua particularidade dissonante. «Contudo o facto de que as obras de arte estarem lá, indica que o que não é podia ser»: a realidade da arte testemunha que um outro possível existe. Marcada pelo rigorismo kantiano, a estética de Adorno é exigente e sem compromisso. O seu radicalismo é ambíguo: por um lado, guarda intacta a sua carga crítica, por outro, corta toda a acção política concreta. Pelo menos, e já não é pouco, permite que as noções de «grande obra», «modernidade» e «autenticidade» conservem o seu valor político, e utópico, ameaçado por todos os lados, e permite honrar a arte com a imensa carga do «qualquer outro» no mundo do «mesmo».

As reflexões estéticas de Herbert Marcuse (1898-1979) podem articular-se à volta de três temas. Em primeiro lugar, a utopia de uma civilização não repressiva (tornada materialmente possível por um salto tecnológico em direcção à automatização generalizada) da qual o *ethos* [os costumes] seria a beleza, e não a racionalidade, onde o trabalho se transformaria em jogo, onde o Eros, a pulsão da vida, libertado de injustificadas e excessivas sujeições do «princípio de rendimento» e da «lei do lucro», sublimaria a sexualidade em criações livres ([1]). É uma sedutora resposta estética, inspirada em Schiller, ao dilema angustiante referido no livro *Malaise dans la Civilisation* ([2]) de Freud. Segue-se o apelo à «nova sensibilidade» que Marcuse descortinou no decurso dos anos 70, numa fracção da juventude (minorias, estudantes, marginais) e em certos movimentos artísticos nos Estados Unidos. Marcuse é o único a sublinhar a importância e a necessidade dessa mutação estrutural, quase biológica, nos modos de percepção e de acção, mutação sem a qual nenhuma alteração social se pode efectuar ou durar. Por fim, uma crítica da estética marxista (*La Dimension esthétique* [*]) que deixa à arte a última transcendência — idealismo, diriam os marxistas — quando refluem as acções políticas, as morais, os ideais, os valores. Pouco antes da sua morte, Herbert Marcuse confessava a Michel de Certeau: «Lessing dizia que o grito extremo não podia ser representado na arte. É verdade. Auchwitz não pode ser representado. Não existem palavras para isso. Resta que o

---

([1]) Cf. *Eros et Civilisation*, Editions de Minuit, Paris, 1970 e *La Dimension esthétique*, Seuil, 1980.
([2]) P. U. F., Paris, 1971.
[*] *A Dimensão Estética,* colecção «Arte & Comunicação», Edições 70.

grito está sempre presente na obra de arte, mas presente por ausência. Poder-se-ia acrescentar que a arte pode ser despedaçada também pelo silêncio, por aquilo que ele não diz... O que conta, é a obra de arte. Não as exibições provocadoras como hoje tanto se faz...» Testamento espiritual daquele que foi o pensador que o movimento de Maio de 68 elegeu.

Poder-se-á juntar a essas estéticas críticas, todas saídas da Escola de Francoforte e que deixam uma profunda impressão em algumas manifestações de arte contemporânea (inquietude, hermetismo, negativismo), a que se emana da obra solitária de Jean Baudrillard? Ninguém mais do que ele soube apreciar o totalitarismo da *sociedade de consumo* (*La Société de consommation* [*]), que consome também arte, *Le Système des Objets* que apaga toda a singularidade numa rede de pequenas diferenças, o refluxo da morte e da ambivalência pela troca generalizada e niveladora dos símbolos (*L'Echange symbolique et la Mort* [**] traça em contraponto uma arrebatada estética subversiva), ou mais precisamente (*L'Effet Beauboug*) o resultado da implosão e da entropia cinzenta provocadas por essa ambiciosa realização da política cultural moderna. Poderia uma estética da sedução ou dos simulacros fazer frente, como o sugere o autor, aoo niilismo fim de século do Ocidente?

Poderíamos contrapor que todas estas estéticas críticas são puramente negativas. A que preço se mantêm inacessíveis? Não estarão condenadas a fecharem-se numa torre de marfim teórica? Seria possível dizer-se delas o que Péguy dizia de Kant (a quem elas devem muito): «O kantismo tem as mãos puras; infelizmente, não tem mãos». Desespero orgulhoso condenando à inacção? Mas a isso Walter Benjamin tinha já respondido: «É apenas por causa daqueles que estão sem esperança que a esperança nos é dada».

---

[*] *A Sociedade de Consumo,* colecção «Arte & Comunicação», Edições 70, Lisboa.
[**] *A Troca Simbólica e a Morte*, colecção «Arte & Comunicação», Edições 70, Lisboa.

IV — As estéticas libertárias

Quanto mais as estéticas críticas, preocupadas em se conservarem afastadas da Recusa, mantiverem a divisão sujeito/ /objecto, ideal/real que o kantismo permite, tanto mais as estéticas libertárias (essa denominação é apenas uma convenção útil) serão afirmativas, fazendo saltar o gargalo da subjectividade, libertando o Desejo que abre a dança dos possíveis infinitos na imanência. Essas «estéticas sem entrave» da criatividade são quase sempre marcadas pelo espinozismo. É uma poderosa corrente da estética contemporânea.

Mikel Dufrenne, ao introduzir o conceito de Natureza como uma realidade transbordante de força, e a ideia de uma percepção selvagem através da qual o homem entraria em contacto com ela, está logicamente forçado a promover uma estética afirmativa do Desejo, do imaginário em liberdade. Natureza, inspiração, espontaneidade e, em consequência, instituição artística, o prazer da criatividade, as práticas utopistas ([1]). A arte moderna dar-nos--ia esta lição: «A festa: é bem um dos polos que magnetizam a arte contemporânea... o público quer entrar no jogo, quer pertencer à festa». A obra, preferir-se-á o acontecimento que estimula a vida quotidiana, para aí introduzir a felicidade, a fantasia, um grão de loucura. A arte tem cada vez mais tendência a contestar-se quando é instituída: o «*happening*», a festa, a arte gestual, a abstracção lírica, os concertos *pop*, a arte corporal (*body art*), todas as actividades são utópicas, no sentido em que deslocam perpetuamente o local, espacial e teórico, onde a arte tem o costume de se representar.

Como por uma *mimesis* do seu objecto, também as estéticas se des-localizam. Pensa-se em miríades de textos sobre a arte, que descompartimentam os géneros, vivificam a estética e estetizam a vida, iluminam aqui e ali os núcleos de criatividade, deslocam as perspectivas, fazem curto-circuito nos hábitos mentais, assumem novos argumentos artísticos, etc.

([1]) Cf. *L'Art et la Politique*, U. G. E., Paris, 1974.

Mas alguns dirão que isso não é uma «teoria sobre a arte», uma ciência das formas, um saber positivo. De facto, trata-se muito mais de matrizes de criatividade do que de sistemas representativos, muito mais de uma expansão do conceito «Arte» do que da sua definição, muito mais de uma alegre «des-sublimação» (retomando a expressão de Marcuse) do que de uma conservação das essências e dos ideais artísticos.

Esta deslocação só é possível após uma retractação da actividade teórica tradicional, que supostamente deveria enunciar uma «verdade» sobre a arte, e fabricar uma estética sistemática. Este abandono do teórico (figura pela qual, nomeadamente, se perpetua o Poder) é prescrito por J.-F. Lyotard ([1]) para quem «o Verdadeiro e talvez o Justo são, como o Cómico ou o Triste, o que deriva de presunções suscitadas por discursos, e que se estes são fortes devem-no à invenção». Reencontramos Nietzsche: o «mundo-verdade» é uma ficção fabricada nos materiais da linguagem, e as ciências exactas são engenhosos artifícios, «línguas bem feitas». A partir daí, a actividade teórica não é mais diferente da actividade artística do que o é uma categoria estética de outra. Como pensar a arte quando pensar é um género de arte?

Talvez este esgotamento teórico marque o triunfo do individualismo democrático ([2]). Se a arte não é mais do que uma questão de gosto individual, se apenas e sempre se trata de agradar, os valores estéticos não mais podem ser motivo de consenso, nem dar matéria a regras comuns, logo à sua teorização. Esta dívida percorre a obra de Luc Ferry, *Homo Aestheticus*.

O Sentido nem sequer já se liberta da arte que por excelência melhor o devia veicular: a literatura. Gilles Deleuze e Félix

---

([1]) Cf. *Discours, Figure* (Klincksieck), *Des dispositifs pulsionnels* (U. G. E.) onde o autor cava um fosso entre a estética de Adorno e os seus escritos sobre os pintores *Duchamp, Warhol, Monory, Cézanne*, etc.

([2]) Cf. Gilles Lipovetsky, *L'ére du vide*, Gallimard, 1983 e 1993.

Guattari escrevem no *Anti-Édipo*: «É isto o estilo, ou antes a ausência de estilo, a assintaxia, a agramaticalidade: momento em que a linguagem deixa de se definir pelo que ela diz, ainda menos pelo que a torna significante, mas pelo que a faz correr, fluir e eclodir — o desejo. A literatura é tal e qual como a esquizofrenia: um processo e não um fim, uma produção e não uma expressão.» Notemos a este propósito que os recentes trabalhos de Gilles Deleuze ([1]) oferecem modelos simples e pragmáticos que visam tornar caduco o pesado aparelho da hermenêutica. Testemunham muito melhor do que outras obras os jogos pelos quais hoje em dia a criatividade prospera a todos os níveis. Aceleração da História, explosão das forças produtivas, desfraldar dos signos: o Sentido não tem mais o tempo, o Tempo não tem mais sentido.

É inútil prever a estética do futuro — sem dúvida seria melhor falar das estéticas que se desenvolverão lado a lado, pois que cada uma representa uma tendência, uma possibilidade da época que sempre pressagia o seu futuro. Se a estética se adorna cada vez mais com a ciência, quais serão amanhã o estatuto e a função da ciência? Se a estética se refugia no idealismo ou na posição crítica, a que crueldade pretende ela escapar? Se ela se estilhaça em mil direcções e, libertária, se deseja sem entraves, como viveremos no futuro a arte «na rua», a beleza e a fantasia «no quotidiano»? Mas se, «ondeante e diversa», a estética continua a fluir em simultâneo por todas essas correntes e por muitas outras ainda, não será para continuar a História, perpetuar o indefinido jogo do mundo e, nele, ser ainda mais fiel ao seu próprio objectivo, a arte?

([1]) Cf. *Kafka, Rhizome, Mille Plateaux, Cinéma 1 et 2, Le pli*, Ed. de Minuit; *Francis Bacon: logique de la sensation*, Ed. de la Différence.
Poderíamos falar dos escritos de John Cage, das posições do *Living Theatre*, de Jean Dubuffet (*Asphyxiante culture*), da estética de Leonard B. Meyer (*Music, the Arts, and Ideas*), de Nicolas Schöffer e de *La ville cybernétique...* Como, efectivamente, fixar o sentido de tudo o que surge em matéria de estética? O discurso «sobre a arte» tende a reunir o «discurso de arte», e as estéticas tornam-se programas.

SEGUNDA PARTE

OS DOMÍNIOS DA ESTÉTICA

Capítulo Quatro
FILOSOFIA DA ARTE

Talvez pareça supérfluo recensear longamente as teorias da Arte, após ter passado em revista as doutrinas estéticas clássicas. É difícil não seguir o caminho escolhido pelos maiores estetas, desde Hegel a Henri Delacroix, enumerando os diversos modos de conhecimento da Arte antes de chegar até à sua concepção própria. Mas pareceu-nos mais vantajoso recapitular rapidamente os três problemas principais da filosofia da Arte: e veremos assim o que se pode dizer da natureza, do critério e do valor da Arte.

I — A natureza da Arte

Se houve quem fizesse da Arte uma imitação da natureza (segundo as perspectivas do *verismo*, do *realismo* ou do *naturalismo*), ou ainda um jogo estilizado (à maneira de Schiller, de Spencer, etc.), ela foi no entanto frequentemente encarada de um modo totalmente contrário, como um trabalho: Valéry definia-a como «toda a maneira geral de fazer»; apoiando-se na sua etimologia, Alain proclamava: «artesão antes de tudo!» Depois de Étienne Souriau, filósofo da *Instauração* e promotor de uma nova teoria da Arte («a Arte é a actividade instauradora»... «é a dialéctica da promoção anafórica... A Arte consiste em nos conduzir para uma impressão de transcendência em relação a um mundo de seres e de coisas postas em evidência através unicamente de um jogo concertante de *qualia* sensíveis, apoiado num corpo físico disposto de maneira a produzir esses efeitos» (¹), tentaremos também abrir uma perspectiva sobre uma nova concepção da Arte.

Aquilo que coloca a arte numa posição oposta às outras actividades humanas parece-nos ser o seu carácter «não figurativo». Pois que até a Arte mais simples — a Arte infantil ou demente e mesmo a Arte trivial — é ainda transfigurativa na medida em que ultrapassa a realidade vulgar por meio de uma idealização, por mínima que seja. Não é a realidade pura, mas uma realidade revista e corrigida pelo homem que aparece nela através da Arte. Já não é um paradoxo dizer que a cena mais realista, o romance mais naturalista de Zola ou dos Goncourt, o Courbet mais directamente inspirado pelo modelo exterior, ou ainda a ópera de um Giordano, de um Zandonai na mais pura tradição *verista*, são ainda assim *idealistas* à sua maneira. Porque existe sempre o *homo additus naturae*. Para que a arte fosse totalmente realista seria preciso suprimir o autor. Já não haveria saltimbancos desnudos, nem candeeiros acesos em pleno dia. No tempo heróico do *teatro livre*, no palco de Antoine, era costume os intérpretes virarem de propósito as costas ao público, ou fazerem soar doze pancadas para indicar o meio-dia, embora essa pretensa «fatia de vida» tivesse da vida apenas o nome; o teatro mais realista era outro bem diferente do real. Se tivesse sido idêntica ao real, a arte já não seria artística. Assim, na escultura de Rodin, o modelado e o que ele chama «a cor», o movimento e a força, fazem da arte uma espécie de surrealidade, mais do que irreal, mas nunca uma realidade chã. Nada nos parece mais significativo a esse respeito do que obras como *O Homem a Andar* ou o *Marechal Ney* de Rude, ou *O derby de Epsom* de Géricault. Nessas três figuras, a realidade está deliberadamente posta entre parêntesis. O homem nunca caminhou à maneira de *O Homem a Andar*: os dois pés no chão, bem assentes, e

---

(¹) *Correspondance des arts*, pp. 27-28, 70; *Qu'est-ce que l'art?*

sem que um esteja acima do outro. E, contudo, poder-se-ia ver esse homem andar, assim como·se tem a certeza de ver os cavalos correrem, muito embora nunca fosse possível ver cavalos de ventre no chão, com as patas da frente no prolongamento das de trás. Finalmente, Rodin apontava nada menos de seis erros na atitude do herói de Rude: seis erros voluntários, seis gestos irreais, mas tanto mais naturais quanto um *cliché* que representasse um oficial saltando num só pé, numa postura grotesca registada por um aparelho tão preciso como instantâneo —a pose mais real—colhida num centésimo de segundo, nos pareceria falsa, hirta. O *Ney* de Rude está repleto de erros: mas é porque são falsas que essas obras são verdadeiras. São infinitamente mais verdadeiras do que a realidade material: por isso mesmo não são reais. «A poesia é mais verdadeira do que a história», dizia já Aristóteles.

A escultura é mais verdadeira do que a moldagem, ou a pintura do que a simples fotografia na sua imediatez. A arte da filmagem ou da fotografia só é arte quando o executante cessa de ser um simples operador e passa para o nível de verdadeiro criador. Pois a recriação do mundo é pura criação: e é preciso que exista um pensamento para se poder falar em arte. A reprodução mecânica e inconsciente de um autómato sem espírito não pode ser considerada arte. Não é nem sequer um subproduto da arte. É talvez indústria, ou técnica, mas em qualquer caso estamos nos antípodas da arte. Assim, a arte apresenta-se como uma transposição do real através de formas específicas. A arte — diz André Malraux no seu *Musée imaginaire (in fine)* — «é *aquilo* que faz que as formas se tornem estilo». No fundo, que se diga que a arte é transposição ou simbolização, evasão ou ultrapassagem, pouco importa. É sempre a passagem de uma realidade vulgar para um mundo sobre-real que ela instaura numa existência autónoma. Se assim for, eis o critério encontrado: é precisamente o grau de transfiguração. Quanto mais a obra fica terra-a-terra menos é obra de arte. Quanto menos ela é natural mais é artística. Uma obra de arte tem necessidade de ser sobre-real para poder ser autêntica. Se a pintura é de uma extrema monotonia é porque constitui uma imitação servil da natureza. A arte digna desse nome abstém-se de tomar por tema o pôr-do-sol no Adriático ou a pequenez do homem face ao mar Antárctico. Porque ela se sente nesse ponto tão inferior à própria Natureza que não teria nenhuma vantagem em rivalizar com Deus. Não se pode ser demiurgo senão num terreno onde se possa operar sem perigo de cair no ridículo. Parece, portanto, que a hierarquia pode ser estabelecida facilmente desde a arte elementar até à arte mais subtil: quanto mais se afasta da realidade trivial, mais se eleva na arte integral. Da simples harmonia imitativa até à Arte da Fuga ou do Cravo Bem Temperado, desde a música de feira até esse *Quatuor* em Fá Sustenido de que Gabriel Marcel fez um dos seus melhores dramas — há toda uma gama, desde a falsa-arte à quase-arte — e da símile-arte até uma arte purificada. A arte abstracta seria assim a finalização das suas predecessoras, e a evolução da humanidade traduziria um progresso contínuo, desde a Antiguidade até à Renascença, e do classicismo ao romantismo, do impressionismo até aos nossos dias. Ficam por explicar alguns erros de gosto, aqui e ali, dessa *Pastoral* que é um erro de juventude prolongada, os primeiros Picasso do período branco, que são uma heresia onde ele não recaiu, ou esses poemas actuais sequelas do letrismo de Isidore Isou! É evidente que a poesia pura, a música dodecafónica, o cubismo ou a arquitectura de Le Corbusier estão no primeiro plano do não-figurativo e, portanto, do quase-perfeito. André Malraux não cercearia talvez toda esta filiação da exegese que nos esforçamos por fazer da sua estilização: pois, a metafísica da história da arte que ele tão magistralmente enunciou não deixa de desembocar num eclectismo evolucionista que admite todas as artes e todas as escolas, segundo um processo elementar. E não exageraríamos o pensamento de grande número de autores contemporâneos que subscreveriam tal ideia.

Poder-se-ia, portanto, tomar o risco de dizer que a arte é muito menos uma «produção da beleza pelas obras de um ser consciente», segundo as expressões do *Vocabulário* de Lalande, do que a estilização do real, promoção de uma existência, a criação de formas.

II — O critério da Arte

Mas, como reconhecer as artes autênticas das falsas-artes, das pseudo-artes, da «anestética» ou da «inestética», como dizia Lalo? «As artes são, entre as actividades humanas, aquelas que mais expressa e intencionalmente fabricam coisas ou, mais em geral, seres singulares — cuja existência é a sua razão de ser», diz o autor de *La correspondance des arts*. Mas, entre a pintura de cavalete e a pintura de paredes, entre a música dos grandes concertos sinfónicos e a música de feira (música de dança, música militar, etc.), entre a dança coreográfica e a dança de salão, que diferença intrínseca se pode estabelecer? Poder-se-á mais facilmente distinguir a arte da indústria (mesmo havendo uma arte industrial e uma indústria artística) afirmando, como fez Souriau no seu *L'avenir de l'esthétique*, que a arte está para a indústria como a criação para a produção. O critério torna-se então «a possibilidade ou a impossibilidade de ignorar as determinações reais da obra acabada» ([1]). Num outro sentido, poder-se-ia dizer que se reconhece a presença da arte pela afectividade (cf. a frase de Valéry: *a estética é a estésica*); mas, existe uma sensibilidade não estética. Ou que não se pode reconhecer a arte senão pela sua objectivação na obra. Repõe-se a questão de saber o que é um objecto de arte. Finalmente, é preciso apreciar o lógico, o ético e o estético. Falou-se em proporção, em harmonia: mas, a simetria da maior parte das obras contemporâneas, a dissonância da música dita concreta, ou as tentativas dodecafónicas, afastar-se-iam então da arte verdadeira sem razão válida. Avançou-se a ideia de gratuitidade, de desinteresse, de *finalidade sem fim*. Mas, que pensar das arras dadas a Mozart pelo seu *Requiem*, ou do Hotel Drouot? Que significado têm, nessa perspectiva, as artes decorativas e a utilização de uma poltrona Voltaire ou de uma cómoda Luís XV? Um ourives de grande renome dizia recentemente que nenhum artesão de certa grande casa especializada em objectos de ouro

---

([1]) *L'avenir de l'esthétique*, P. U. F., p. 139.

e prata podia ser considerado um artista, porque trabalhava em cadeia. Só a liberdade podia assegurar a garantia de um trabalho artístico. O Artista seria aquele que se libertaria dos entraves sociais, materiais ou económicos: mas, nada é menos certo. Gide observava que as regras escravizam muito menos do que libertam. É justamente onde há condições de trabalho muito penosas que se nota maior número de resultados de génio. Harmonia, gratuitidade ou liberdade parecem-nos também inoperantes para discriminar a arte do seu duplo; pois, como saber onde começa e onde acaba a *arte falsa?* Emmanuel Leroux, pondo o problema sob um prisma ligeiramente diferente no *Congresso Internacional de Estética e de Ciência da Arte,* em 1937, interrogava-se se o carácter da falsa arte não seria a sua *banalidade.* Fazendo notar que o grande público se deleita com o *cliché,* com a facilidade, com a idolatria de uma certa tradição, ele deduzia daí que a obra-prima autêntica vale por si e em si, pela sua autonomia ou pela sua *autarcia.* Com efeito, confessava que nenhum esteta tinha jamais podido distinguir o *quid proprium* da forma estética pura *a parte objecti.* Estamos em crer que isto é devido a que se deve proceder precisamente ao revés: *a parte subjecti,* a arte reconhece-se pelo sentimento que tende a suscitar. Tolstoi observava que o critério da arte estava no contágio afectivo: é preciso, com efeito, uma convergência mental para poder afirmar que se trata de uma obra de arte universal. Mas basta a reacção sincera de um só amante de arte para se poder falar de arte autêntica. «As grandes obras» dizia Balzac, «subsistem pelo seu lado apaixonado». O critério da arte parece-nos ser a extrema intensidade do sentimento estético. Poussin dizia que o sinal da arte era o *deleite* e, antes dele, Leonardo dizia que era o *maravilhar.* Para Eugène Delacroix, um quadro digno desse nome devia «apertar a garganta» de quem o admirava.

O único critério da arte é o êxtase. Onde falta o encantamento, falta também a arte. Porque se se quiser provar que a arte também se produz na dor, ou que o amante de arte é, muitas vezes, um melancólico (pensando-se, por exemplo, nos românticos), é preciso confessar contudo que se trata de atitudes secundárias e pouco sinceras, e não de *Erlebnisse,* de autênticos estados *vividos*, imediatos, concretos. A alegria é essencialmente o estado primeiro. Se o enlevo do músico ou do melómano é puro, se a sua beatitude não é fingida, então nesse caso poder-se-á dizer que há aí uma *presença* da arte que não engana. Michelet dizia que o júbilo é o sinal do herói. É também o critério do Génio ou do Santo. Quando uma obra nos dá alegria, podemos estar absolutamente certos de que é uma autêntica obra de arte ([1]).

III — O valor da Arte

O valor da arte depende essencialmente do ponto de vista adoptado. Se se partir de uma perspectiva socializante, a arte não deixará de ser vista como uma superfluidade, um comércio de luxo, uma distracção superficial. Se se avançar de um estetismo radical, haverá tendência para considerar a arte como a única realidade sólida e positiva. Mas, não há duvida alguma que tanto o sociologismo como o estetismo são duas tentações igualmente condenáveis. Então que valor atribuir a essa noção geral da Arte?

«A arte é a resposta a uma necessidade que temos de manifestar a nossa actividade sem objectivo, só pelo prazer de a manifestar...», responde Émile Durkheim ([2]). Mas este autor tinha horror ao «socialismo estetizante» que reinava no final do século XIX. Achava que «a actividade estética não é sã se não for moderada; a necessidade de brincar, de agir sem propósito e só pelo prazer de agir não deve ir além de um certo ponto em que se corre o risco de um afastamento da vida séria». E acrescentava: «O desenvolvimento imoderado das faculdades estéticas é um

---

([1]) Isto acontece mesmo que a obra seja aparentemente elementar. Não se trata senão de uma questão de grau. A arte gastronómica ou a arte da marcenaria são igualmente capazes de provocar júbilo, como a *IX Sinfonia* ou *La fillette à la gerbe*. Para maior desenvolvimento desta tese *vide infra* (cf. o critério da arte in *Mélanges d'esthétique et de science de l'art*, Étienne Souriau, Nizet, 1952).

([2]) *Division du travail social*, 2.ª ed., p. 219.

grande sintoma do ponto de vista moral». Por sua vez, Lévy-
-Brühl, Brunschvicg e outros, tal como Tolstoi (*O que é a arte?*,
é um verdadeiro requisitório contra a Arte moderna, desde a
Renascença até Wagner e Mallarmé, passando por todos os
mesteres: maquinista, ourives, decoradores, poetas, pintores,
músicos, etc.), mantiveram que a arte não tinha nenhum valor
próprio. A querela não é nova. Data de Rousseau e da sua *Lettre
à d'Alembert*, de Bossuet ou de Arnaud e dos seus ataques ao
teatro, da Patrística e das condenações da Igreja, de Catão o
Velho e dos seus anátemas contra a Arte e o Luxo, de Platão e
da sua *República*. Quando Platão bania a poesia, em especial a
de Homero, da sua Cidade, prefigurava Durkheim: antecipava
já essa *divisão do trabalho social* onde não há nenhum lugar
reservado para o Artista. Magistrados ou filósofos, guerreiros,
comerciantes ou camponeses e artesãos, eis os ofícios. A Arte
não é um ofício. A teoria epicurista da arte trouxe a Durkheim a
solução dessa dificuldade: a arte não seria um «trabalho social».
Seria antes um jogo; uma distracção, um divertimento puro e
simples. O actor no palco não «representa» a comédia?
O músico ao tocar violino não «interpreta» alguém? «Histrião»,
«bobo», «saltimbanco», eis como os artistas são vistos por
uma certa classe social. A «arte é, portanto, o resíduo da
indústria, e já que a nossa indústria e a nossa moral estão
ligadas, ela é também o passatempo que a nossa moral
desdenha», observa J. Wilbois ([1]).

Poder-se-á objectar que isso é uma atitude caduca, fora de
moda, desusada. A sociologia do século XX considera a arte
com muito mais benevolência. Mas, é justamente porque ela já
não encara a arte como um jogo gratuito, como aquela actividade
indigna e estéril que o século XIX via nela frequentemente.
Etienne Souriau, no seu *Avenir de l'esthétique*, mostrou a
semelhança impressionante da arte e da indústria, opondo no
entanto o «trabalho operário» ao «trabalho de arte», apesar de
ambos estarem unidos tanto na arte como na indústria: quando o
operário se contenta com «seguir a máquina» sem gosto, sem

([1]) *Devoir et durée*, p. 251.

apreciação dos resultados, fazendo uma execução rigorosamente profissional, trata-se de um trabalho operário. Mas, também o é o gesto «puramente habitual» do pintor que «pela centésima vez» refaz «o lago de Santa Cucufa, no mês de Maio, às dez horas da manhã, porque o seu empresário lho pede» (¹); mais «operário» ainda do que o «trabalho de arte» do desenhador industrial que tem de fazer uma «obra inovadora», ou do que o do engenheiro dando as suas instruções para a carroçaria de luxo de um «Hispano-Suiza». Assim, a arte e a indústria devem estar colocadas uma ao lado da outra, na divisão do trabalho social: não diferem pelo «processo, nomeadamente, manual ou mecânico». Mas, a arte é criadora, e a indústria é produtora. A arte é, portanto, como que a quintessência da indústria; é uma espécie de indústria transcendente, isto é, a indústria por excelência. *Ars*, no sentido de trabalhos muito sólidos. A arte dos jardins, a arte do oleiro, a arte do ferreiro, são actividades simultaneamente estéticas e utilitárias. Não se pode aliás destruir a arte sem destruir ao mesmo tempo todas as grandes actividades humanas: pois, a arte é consubstancial a todas as divisões do trabalho social. Não é possível isolá-la. Mas é preciso tentar reconhecê-la onde quer que esteja, fazê-la sair dos seus inúmeros esconderijos. É preciso analisá-la onde se esconde. Como não é possível tentar estudá-la através das suas inúmeras especificações, há que surpreendê-la na atitude dos que a vivem, que a sofrem e que a sentem. Renunciando a uma metafísica do Belo, há que tentar uma Psicologia da Arte.

(¹) *Avenir de l'esthétique*, p. 146.

Capitulo Cinco
PSICOLOGIA DA ARTE

«O Belo não tem existência física», dizia Benedetto Croce. O mesmo é dizer que o objecto não conta: só importa o sujeito. Se não se pode conhecer a arte por métodos objectivos, onde se poderá encontrar a sensibilidade estética? Principalmente na psicologia do produtor, do consumidor, do operário e do utente, mas também no estudo do seu traço de união: o intermediário, o intérprete (seja ele virtuoso ou negociante de quadros). Noutros termos, trata-se essencialmente de estudar a criação, a contemplação e a execução da obra de arte. Mas compenetremo-nos bem desta ideia kantiana, formulada nomeadamente por Victor Basch: «o carácter estético de um objecto não é uma qualidade desse objecto, mas uma actividade do nosso eu, uma atitude que assumimos em face do objecto». Com efeito, o objecto de arte ou *obra* é de uma tal diversidade (gravura ou ânfora, poema ou sinfonia) que não se pode estudar na sua unidade, na sua generalidade: só o conhecimento do espírito, da consciência estética face à obra, permite atingir a universalidade necessária para a sua análise.

É muito evidente que a psicologia da arte não se reduz à tripartição desses «momentos» estéticos que são a contemplação, a criação e a interpretação. Isso seria ao mesmo tempo dizer de mais — e dizer de menos: há mil e uma maneiras de gozar a arte; mas, aquele que a contempla recria a obra a seu modo e aquele que a cria contempla-a antes de lhe dar forma. Não tomemos esta tricotomia senão como hipótese de trabalho, um modo de classificação cómoda, mas necessariamente arbitrário.

I — A contemplação

O som de um violino agrada-nos; a vista de um jardim encanta-nos; alguns versos de Mallarmé deliciam-nos. São algumas impressões específicas a que se convencionou pôr a etiqueta de «sentimentos estéticos», tal como se faz correntemente para os «sentimentos morais» ou «religiosos». Essas impressões, não há exemplo de quem não as tenha sentido. Só que cada um sente o seu prazer estético onde o encontra e a variedade dos gostos abre-se num leque multiforme e matizado. Dir-se-á que é impossível estudar a fruição do amante de Arte: é que não há só uma fruição, mas miríades. Enquanto os criadores têm uma psicologia comum a todos, e fácil de conhecer no absoluto, os contempladores sentem a arte cada um à sua maneira, sem nenhum cânone. Se se quiser uma visão dominante da Arte, será necessário procurar o universal no particular e rebuscar até ao fundo toda a criação artística, fazendo assim ressair o estudo quase objectivo da forma pura. Por isso não comungamos da opinião de Etienne Souriau quando afirma que «os procedimentos do espírito na criação artística» são a «única coisa importante aqui» ([1]). Certamente que o sentimento artístico é muito mais corrente no criador do que no simples «receptor», mas não é o *primeiro* na criação: é derivado. «O artista» disse Basch, «é um fenómeno raro», e esse «fenómeno» sente e testemunha a arte como contemplador antes de a realizar como criador. No começo era a acção, mas não a criação. Foi preciso que ele visse, que ele entendesse, antes de poder exercer o seu talento: o artista selvagem que faz a tatuagem de uma flor na sua pele começou por observar a natureza, por cheirar as flores, antes de a transpor. A criação está antes da reflexão, mas não da contemplação. O prazer ou o bem-estar precedem de longe a acção artística. *In principio erat gaudium*, poder-se-ia dizer em certo sentido. Finalmente, essa contemplação é muito universal, pois todos podem praticá-la, mesmo e sobretudo os criadores, mesmo e sobretudo os corações simples, os homens incapazes de qualquer reflexão,

---

([1]) *Avenir de l'esthétique*, p. 169.

os primitivos ou as crianças. Tanto faz que seja um filme de *cow-boys* ou um romance policial, uma litografia pornográfica ou um estribilho barato, a qualidade não tem nada a ver com o sentimento artístico.

Mas, esse empirismo radical é inteiramente passageiro. Assim, todas as experiências são admissíveis, todos os gostos reconhecidos: como se irá caracterizar esse feixe de múltiplos sentimentos artísticos? Entre o esteta e o inepto, entre o selvagem que solta um grito gutural em forma de melopeia e o poeta decadente cuja obra é um requinte etéreo, poderá existir um denominador comum? Sim, certamente: é o prazer artístico que ambos sentem. Essa ideia de Victor Basch parece-nos ser essencial. Sabemos que para ele havia cinco atitudes fundamentais e que a última, estética, se diferenciava muito nitidamente das outras quatro pela sua autonomia fundamental. Via dois aspectos na atitude estética: a *contemplação*, de base intelectual, e o *sentimento artístico*, de fundo afectivo. Aceitando o postulado da subjectividade da estética, o problema põe-se-nos de maneira diferente. Quanto a nós, há três maneiras de reagir face à Arte, de ter uma *consciência da arte*:

1) ou o objecto nos deixa bastante frios e causa-nos o agrado puro e simples próximo da indiferença cortês dos amadores mundanos;

2) ou então há um prazer real (vivo ou seco), que sentimos perante a obra. Então produz-se já uma espécie de irradiação que espalha sobre o objecto o seu arco-íris de matizes multicores. Há sublimação da natureza e do objecto. Assim, uma obra vil e baixa pode tornar-se resplandescente, uma paisagem cinzenta e suja iluminar-se, ou o romance-folhetim tornar-se obra-prima absorvente. O encadernador (também o incluímos nesta contemplação) pode senti-la face à sua obra de encadernação, assim como a costureira diante de um melodrama e o primitivo diante de um vidro de cor. Esse prazer é extremamente subjectivo; depende do nosso capricho. Uma sonata considerada admirável um dia, pode parecer insípida algumas semanas depois. A emoção estética emana de nós mesmos e permanecemos «príncipes soberanos no domínio estético». Só que esse sentimento é puro empirismo;

3) ou, finalmente — e aqui temos de precisar que existe uma diferença de natureza, pois é de uma outra *ordem* —, podemos sentir na contemplação uma espécie de alegria interior, essa mesma que procuramos e que se nos oferece na arte como *êxtase*. Não se pode dizer que haja categorias bem delimitadas, como o sublime, o gracioso ou o grotesco: estas são apenas especificações abstractas e as nove classes de Charles Lalo ([1]), ou as seis formas de Wolff ([2]) parecem-nos cair sob o golpe da mesma crítica. Há apenas uma forma do sentimento artístico e todas se reduzem a essa afectividade positiva: o júbilo. Poderá dizer-se que existem contempladores atormentados, amantes de arte pessimistas ou ainda estetas neuróticos? Não o pensamos. Quando há uma espécie de maceração na arte, não se pode dizer que haja contemplação. Esses sentimentos negativos parecem-nos chapeados, fictícios e provirem apenas do simulacro. São manias de comediantes que se ignoram, de hipernervosos afectados, em suma, de pessoas que se mentem a si mesmas.

Portanto, olho para um quadro: ou ele me é indiferente e eu não sinto nenhuma espécie de emoção, de prazer estético, ou ele me agrada e o meu estado de frieza muda-se num júbilo

---

([1]) O quadro das nove categorias estéticas de Charles Lalo está exposto nas suas *Notions d'esthétique* (P. U. F., 3.ª ed., 1948) ou nos seus *Éléments d'esthétique* (in *Manuel, de Philosophie* de Janet, Vuibert, 1925):

Faculdades	Harmonia		
	Possuída	Procurada	Perdida
Inteligência	Belo	Sublime	Espiritual
Actividade	Grandioso	Trágico	Cómico
Sensibilidade	Gracioso	Dramático	Ridículo

([2]) Os seis «valores» estéticos fundamentais são, segundo Wolff:

Valores positivos	Valores contrários
Sublime	Grotesco
Belo	Feio
Gracioso	Cómico

tanto mais vivo quanto mais atenta for a minha contemplação. Ou, ainda, o meu entusiasmo é tal que me exalta até ao ponto de eu sentir uma alegria que me faz superar todos os sentimentos possíveis, mesmo uma grande tristeza, mesmo uma dor profunda.

Escuto o *VI Concerto brandeburguês*: a polifonia dos altos dos solistas não me impede de contemplar as tapeçarias rotas e vetustas da sala. Mas de repente, num instante, já nada mais existe. Nem sala, nem público. Nada mais do que a única presença do som, que é a própria presença de Bach. Não estou só. É um diálogo que me arrebata das condições exteriores da existência. O que é feito da sala? Já não existe para mim, pois tudo aquilo que é material se sumiu. E a percepção visual dos executantes, a sensação auditiva dos instrumentos tornaram-se, por efeito de uma transfiguração radical, num sentimento que me transporta aciina de mim mesmo: o *êxtase* ([1]).

Houve portanto um choque, a seguir ao qual a glorificação se produziu. Foi precisamente o que Proust sentiu nos momentos que se seguiram à audição da sonata de Vinteuil: um arrebatamento no duplo sentido do termo, pois, por um lado, sente-se uma alegria estática, que é um contentamento extremo, e, por outro, há uma espécie de arrebatamento, de *rapto* das condições temporais da vida. Mas, estes dois sentimentos são apenas um. É preciso lutar com alegria contra as distracções múltiplas, o divertimento que nos impede de a sentir, pois a alegria é plenitude ou possessão perfeita e, conforme vimos, não se reparte. Cada um é a sua alegria de um modo absoluto, não se sente nada de parecido, e também não se pode sentir alegria misturada. Por definição mesmo, o êxtase é total e também o júbilo é exaustivo. É exclusivo de toda e qualquer sensação conexa, de todo o afecto exterior a ele próprio. Esse êxtase, esse arrebatamento maravilhoso pode ser-nos conferido por várias

---

([1]) Cf. Maurice Pradines, *Traité de psychologie générale*, 2.ª edição, P. U. F., 1987.

vias. Assim Jankélévitch acha que *O hino à alegria* não incita de maneira alguma à alegria, pois é para ele «uma arte impura, repleta de humanidade, de sociologia e de metafísica e que está ao nível da vida», enquanto para Ravel e Fauré lhes traz alegria; para outros, serão as *Beatitudes* de Franck. Outros ainda encontrarão o seu júbilo em Bach, Offenbach ou na música de feira. A natureza própria desse êxtase será constante. A alegria será a mais pura das consolações, pois, *a arte é consoladora ou não é arte*.

II — A criação

Toda a criação é, antes de mais, procriação: se às dores físicas do parto sucede o êxtase de ter posto no mundo um ser da sua carne, toda a criação deverá fazer-se na alegria, mesmo se a melancolia, a dúvida, a angústia preludiam o entusiasmo de ter vencido. Em uma página da sua *L'énergie spirituelle*, Bergson afirmava nomeadamente: «A alegria anuncia sempre que a vida teve bom êxito, que ganhou terreno, que alcançou uma vitória; em toda a parte onde há alegria há criação; quanto mais rica a criação, mais profunda a alegria». Invertendo a fórmula, poder-se-ia dizer que «*em toda a parte onde há alegria há criação*». Nos românticos mais aparentemente transtornados, nos melancólicos ou nos desesperados, há sempre uma alegria latente. Pois, conforme Gide diz de Chopin, «através e para além da sua tristeza, Chopin atinge a alegria». E Beethoven dizia de maneira mais explícita ainda *durch leiden freude*. A ideia de Musset:

> *Rien ne nous rend plus grand qu'une grande douleur...*
> *Les plus désespérés sont les chants les plus beaux...*
> *[Nada nos eleva tanto quanto uma grande dor...*
> *Os cantos mais desesperados são os mais belos...]*

Opõe-se o verso de Keats, muito mais verídico:

> *A thing of beauty is a joy for ever...*
> *[O real da beleza é uma alegria perene...]*

A alegria é, portanto, a mesma para todos: quer se trate de criar a imagem de um *escravo ferido*, da morte de Emma Bovary ou da *Alegria no céu*, o arrebatamento surge, idêntico e brutal. O júbilo nasce espontaneamente da criação; toda a criação implica formalmente o êxtase. Pouco importa o fundo. Dizer que se pode criar sem alegria seria o mesmo que negar essa absoluta similitude entre o êxtase estético e religioso. No seu *Journal d'un poéte*, Vigny proclama: «A felicidade da inspiração, é um delírio que ultrapassa em muito o delírio físico correspondente que nos enleva nos braços de uma mulher. A volúpia da alma é mais longa... o êxtase moral é superior ao êxtase físico». Mas a *alegria* da arte não é inferior à da religião. Damos crédito nesse ponto a Henri Delacroix, autor da mais clássica e sólida *Psychologie de l'art* que se publicou em França: para ele, «o parentesco do êxtase religioso e do êxtase artístico» deve-se à dosagem comum do «sentimento de estar no coração do ser», de «ser tudo» e à «evidência de não ser nada», ao mesmo tempo «horror do sublime» e «calma da serenidade». A alegria é euforia, mas também é regozijo: possessão e vazio, plenitude e consciência de uma carência, totalidade e vacuidade, a alegria ri-se dos paradoxos que contém. Ela é, na arte como na religião, uma vitória sobre o tempo, a eternização do instante, a superação do temporal, um arrancamento às condições materiais da vida exterior. É sempre a mesma invocação que o homem de religião ou o poeta repetem:

...O Temps suspends ton vol!
[... ó Tempo, suspende o teu vôo!]

A criação artística é esse precioso «exercício na terra» de que fala Pascal no seu *Mémorial*, graças ao qual ele chegava a essa «alegria», a esses «prantos de alegria»: «eternamente em alegria». Étienne Souriau resume essa identidade do transcendente religioso e do êxtase artístico ao verificar que «só a arte exprime os informuláveis».

Os Factores da Criação. — «Os artistas têm interesse em

que se acredite nas intuições súbitas, nas chamadas inspirações. «Na realidade», dizia Nietzsche, «a imaginação do bom artista produz constantemente o bom, o medíocre, e o mau. Mas o seu juízo extremamente acerado escolhe, rejeita, combina.» Como é que se produzem a escolha, a recusa e a combinação? Tentaremos, de seguida, e frequentemente segundo Henri Delacroix, esboçar uma resposta resumida a estas questões, mesmo que seja impossível resolvê-las ([1]). Nenhuma *receita*, nenhuma «cozinha» jamais serviu para criar uma obra válida sem o factor primordial que é a *inspiração*, o sopro original. Mas defendamo-nos dos inúmeros sofismas dos génios. «Eu» dizia Lamartine, «nunca penso, as minhas ideias pensam por mim.» Tartini teria composto a sonhar a sua *Sonata do Diabo*, como Descartes teria tido a imagem do *cogito* num sonho. Goethe teria escrito o *Werther* sem fazer outra coisa senão escutar as suas vozes. «Em Chopin» dizia George Sand, «a criação era espontânea, milagrosa; encontrava-a sem a procurar, sem a prever, chegava completa, súbita, sublime.» Coleridge teria escrito o seu *Khubla Khan* a dormir, como que por encantamento, e muitos autores acham que devem subscrever esta confissão de Chateaubriand: «Um belo dia, estendi-me, fechei os olhos completamente. Não fiz o menor esforço. Apenas deixei desenrolar-se a acção no meu espírito. Sobretudo, evitei intervir... Observo as coisas a realizarem-se em mim. É um sonho. É o *inconsciente*». ([2])

Paul Valéry é talvez o único criador que consentiu em falar acerca do processo da criação artística de outra forma que não fosse por trechos desconexos. Na sua *Introduction à la méthode de Léonard de Vinci*, Valéry tem esta observação célebre: «Os deuses graciosamente fazem-nos dom de um primeiro verso: mas cabe-nos a nós forjar o segundo». («Que deve rimar com o outro e não ser indigno do seu primogénito sobrenatural.»)

([1]) Lembremos a notável análise que Bergson fez sobre o possível e o real no *La pensée et le movant*. À questão «qual será o teatro de amanhã?» Bergson respondia: «Se eu soubesse fazia-o!» se soubéssemos como criar, não escreveríamos glosas sobre a criação.

([2]) Citado por Henri Delacroix, *Psychologie de l'art*, p. 187.

Alain replicava como um eco: «A lei suprema da invenção humana é que não se inventa nada senão *trabalhando*». (¹)
Mas, como trabalhar utilmente? Os filósofos ou os cientistas gostam de reflectir. Os artistas têm mais necessidade de sentir. Mas pode-se estar cheio de sentimento e incapaz de exprimir qualquer coisa (²). É preciso evidentemente sentir profundamente para produzir uma obra, mas também sentir com clareza: sem coerência, não há arte possível. («Se há delírio na arte, é sempre um delírio superado», *ibid.*) O brotar *espontâneo* da criação pode começar muito cedo: Mozart era já um inventor com três anos, Haydn com quatro, Mendelssohn com cinco, Rafael com oito, Giotto e Van Dyck com dez, Schubert, Haendel e Weber com doze, etc. As modalidades do trabalho são aliás tão variadas que há que renunciar desde já a estudá-las em pormenor. Pensemos que, para criar, Milton e Rossini ficavam deitados, que Mozart caminhava com grandes passadas, ou que Baudelaire e Verlaine utilizavam estupefacientes, Balzac café, os Goncourt vigílias prolongadas, Schiller e Grétry banhavam os pés em água gelada.

Na sua *Théorie de l'invention*, Paul Souriau diria: «Para encontrar, é preciso procurar *ao lado*». Mas Newton respondia a quem lhe perguntava como tinha conseguido descobrir a Teoria da Gravitação: «Pensando sempre nela!» Assim, poderá pensar-se em distinguir caracteres gerais ou factores universais da criação? Henri Delacroix notava nove. Os três caracteres gerais são a *originalidade* (ser semelhante a si próprio e a mais ninguém), a *espontaneidade* (ver aquilo que *ninguém* alguma vez tinha visto, pôr em dúvida a sua visão do real, a arte sendo necessariamente revolucionária e *causa sui*), a *produtividade*, fecundidade *mais* qualitativa do que quantitativa. As três condições primordiais da criação, as condições *sine qua non* são: o *interesse* ligado àquilo que se faz; a *imaginação* criadora (como poder de transformação do real: «É preciso» dizia Éluard, «ver de outra maneira a realidade que eu sou»); e, acrescentava

---

(¹) *Système des beaux-arts*, p. 34.
(²) Henri Delacroix, *op. cit.*, p. 174.

Heymans, a *secundaridade* — o *primário* não pode guardar por muito tempo a ideia para criar — concebida como «repercussão durável e ordenada de todas as experiências, que equivale a um alargamento desmedido do conteúdo da consciência». As três formas de produção que Henri Delacroix distingue são a efectuação repentina, a cogitação inconsciente ou semiconsciente e o trabalho consciente propriamente dito, a produção reflectida (o raciocínio) ([1]). Sobre este ponto, conhece-se bem a famosa *Philosophie de la composition* de Edgar Poe, onde ele decompõe e desarticula verso por verso o verdadeiro mecanismo de relojoaria contido no seu *Corvo*. «O Autor teria fabricado a sua obra como um cientista ou como um engenheiro, à custa de receitas sentimentais e de truques literários.» ([2]) O génio seria, aliás, mais um raciocínio fora de tempo do que um autêntico diário da criação. Em arte existe o raciocínio e o adorno material: mas eles procedem da técnica. A psicologia da criação artística não pode discernir a consciência do criador senão de um só olhar, sem tentar retalhar a génese ou a estrutura da obra. Onde começa a «cozinha», mesmo a dos anjos, a estética já não tem nada a ver.

III — A interpretação

Foi relativamente há pouco tempo que a Estética decidiu ver uma espécie de momento específico na execução da obra. Os trabalhos de Gisèle Brelet ([3]), centrados na interpretação musical, ou de Mikel Dufrenne ([4]) contribuíram para dar fama a essa tripartição do contemplador, do criador e do *participante*.

([1]) É no tomo VI do *Nouveau Traité*, de Dumas, que se encontram estas três formas, a quarta tendo sido abandonada: o *automatismo*.

([2]) Os sentimentos estéticos in *N. Tr.*, de Dumas, tomo VI, p. 516.

([3]) *L'interprétation créatrice* (2 vols., P. U. F., 1951, Bibliothèque internationale de musicologie).

([4]) *Phénoménologie de l'expérience esthétique*, P. U. F., 2 vols., Col. Epiméthée.

Pense-se no Corifeu do Teatro antigo, esse chefe do coro cuja missão essencial consistia em fazer «passar» a rampa e transmitir ao público — mesmo distante, mesmo pouco esclarecido acerca do sentido da peça — a mensagem do criador: na ocorrência, o dramaturgo. Mas, o executante não será ao mesmo tempo um criador (na medida em que repensa a obra) e um contemplador (pois que aprecia como conhecedor o mérito do objecto de arte?). Como é que a sua psicologia pode trazer um elemento novo ao conhecimento da «consciência estética?» Ou bem Gieseking recria Beethoven, como Jouvet refazia O *Tartufo*, ou Cristian Bérard restabelecia Giraudoux «em casa de Francis», e pode dizer-se que há nessas novas versões uma originalidade suficiente para que a criação seja perfeita como tal, sem que se possa falar de *execução*. Ou bem o cenarista, o actor e o pianista serão relegados para o papel de robôs, simples máquinas destinadas a *registar* pura e simplesmente as vontades do artista: e, nesse caso, não trariam nada mais para a Psicologia da Arte. É assim que Schnabel ou Backhaus procuram «reencontrar» Beethoven, e Marchat ou Ledoux «reproduzir» Molière. Sem dúvida, Karl Groos e depois dele Muller-Freienfels fizeram a distinção entre a Psicologia do *mitspieler* e a do *zuschauer*: a *Einfühlung* ou contemplação activa com transposição do eu (Participação) em oposição à *Zufühlung* ou contemplação pacífica com esquecimento do eu (Passividade). Os exemplos dados por Muller-Freienfels são esclarecedores, na condição de se mudar o termo de *participante* para o de *intérprete*: «Esqueço-me completamente que estou no teatro. A minha existência pessoal foi esquecida. Não tenho senão os sentimentos das personagens. Ora deliro com Otelo, ora tremo com Desdémona, ora gostaria também de intervir e salvá-los. Passo tão depressa de um estado a outro que não me possuo; sobretudo, nas peças modernas. E, no *Rei Lear*, dei-me conta no final de que, com o pavor, me tinha agarrado a uma amiga». Pelo contrário, o contemplador plácido e um pouco seco declara: «Estou sentado diante da cena como diante de um quadro; a cada momento eu sei que não é a realidade. Não esqueço nem por um instante que estou sentado numa plateia. Claro que sou sensível aos sentimentos ou às paixões das personagens. Mas isso apenas como consequência do meu próprio sentido estético; não sinto os sentimentos representados, mas para além dos sentimentos que são representados. O meu juízo fica acordado e claro. Os meus sentimentos estão sempre conscientes. Não há nunca transporte ou, se isso acontece, é-me desagradável. O Participante é dionisíaco, motor, afectivo, primário, vivendo no mundo activo do *jogo*. O Contemplador é apolíneo, racionalista, secundário, formalista, objectivo. O primeiro, é um subjectivo puro. No entanto, o bom actor não será ao mesmo tempo intelectual e afectivo, sensível e sensorial, fleumático e apaixonado? O contemplador é «simultaneamente *espectador* e *parceiro*», diz Mikel Dufrenne; «tal é o paradoxo da percepção estética: contemplamos e participamos..., mas essa participação nunca é total». A atitude do bom público, esteticamente falando, está portanto situada a meio caminho entre a do crente e a do descrente, assistindo ambos ao mesmo culto. Para um, cada rito tem um sentido. Para o outro, não se trata senão de uma «gesticulação irrisória» (¹). Nós iremos mais longe do que Dufrenne e diremos que o contemplador verdadeiro é mais religioso do que descrente, como o bom intérprete (coreógrafo, músico, cenarista) é *visitado, possesso*, pelo seu deus. O melómano autêntico, estremecendo (moral ou fisicamente) numa audição de Louis Armstrong ou de Schoënberg, está certamente mais perto do *estado estético* do que os amadores mundanos cujo interesse é fingido. Mais vale estar *possesso* do que *despossesso*. O público elegante é geralmente vazio, amorfo, sem reacção. Faz-se uma personagem de encomenda. Nada pior, a esse respeito, do que a menina de família a quem se obriga a tocar *A Patética* diante do círculo de íntimos. Comparêmo-la com o pequeno violinista da *Éducation européenne* de Romain Gary. Este último não vive senão para a sua música. É deste modo que se deve conceber o verdadeiro executante.

(¹) Dufrenne, *Phénoménologie de l'expérience esthétique*, t. II p. 448 e segs.

*
**
***

Assim, nos três momentos da Psicologia da Arte, o único *estado estético* que infalivelmente se encontra parece-nos ser o da *alegria*. Esse estado *segundo*, esse estado de *graça*, caracteriza ao mesmo tempo a contemplação, a criação e a execução.

Diderot dizia, contudo, no seu *Paradoxo sobre o Comediante*, que a impassibilidade absoluta devia ser a marca do grande actor; Igor Strawinsky defendeu, ao longo da sua *Poétique musicale*, que a impassibilidade era para o músico uma qualidade dominante; finalmente, Valéry disse repetidas vezes que «o entusiasmo não é um estado de alma de escritor».

Mas, não serão estes precisamente três exercícios de estilo, de alta escola, de retórica subtil e especiosa, numa palavra, três *paradoxos*? Cremos, como Stendhal, que «pessoas que gostassem *apaixonadamente* de uma música má estariam mais próximas do bom gosto do que os homens sapientes que gostassem, com bom senso e moderação, da música mais perfeita que possa existir».

A alegria é o símbolo mais seguro da presença da arte. Mas uma objecção imediata poderia vir ao espírito de todos aqueles que preferem os «filmes tristes», os «romances negros», os «cânticos desesperados» ou o «melodrama em que Margot chorou».

Em vez de *alegria*, não deveria dizer-se antes *paixão*? Porque é que a Psicologia da Arte conduz necessariamente ao êxtase? Parece-nos impossível que na presença de uma obra *consagrada*, o espírito humano possa sentir tristeza: a menos que se seja Eróstrato (e mesmo esse sentiria um verdadeiro deleite — lúgubre, é verdade), não se pode ficar *pesaroso* diante de uma esplêndida obra-prima. O desespero *aparente* de alguns nostálgicos é apenas de superfície; em profundidade, descobrir-se-ia alegria em todas as obras, mesmo nas de conteúdo trágico. «Se todos os *requiem*, se todas as *marchas fúnebres*, todos os *adágios* plangentes tivessem o poder de nos fazer tristes, quem é que poderia suportar a existência nessas condições?», perguntava Eduard Hanslick, esteta alemão de há um século ([1]). Mas, acrescentava, «que uma verdadeira obra musical (e poder-se-ia dizer o mesmo de toda a obra de Arte) nos olhe de frente com os olhos claros e brilhantes da beleza e nós sentir-nos-emos acorrentados pelo seu encanto invencível, mesmo tendo ela como assunto todas as dores do mundo.» ([2]).

([1]) *Von Musikalisch Schönen* [*Do Belo Musical*, col. «Arte & Comunicação», Edições 70, Lisboa].

([2]) Muitos problemas não foram tratados aqui por falta de espaço: a psicanálise da arte (Cf. Baudouin *La psychanalyse de l'art*), a psicopatologia da arte (Cf. Dr. Vinchon, *L'art et la folie*) ou *L'esthétique du pathologique* (G. Deshaies, P.U.F.).

Capítulo Seis
SOCIOLOGIA DA ARTE

«Qualquer sociedade» diz Jean Cassou num dos seus livros (¹), «tem tendência para ver na arte a sua função social.» E, no entanto, a sociologia da arte está por fazer. Paradoxo espantoso de um problema que deveria ter atraído os maiores espíritos: os sociólogos nunca tomaram a arte bastante a sério. A escola de Durkheim, que nos deu trabalhos notáveis nos domínios da Religião, da Política, das Instituições económicas, jurídicas, geográficas, não inventariou o vasto domínio da Arte. Contudo, vimos através dos três primeiros capítulos que as *etapas da estética* foram as do dogmatismo, do criticismo e do positivismo: isto é, no fundo, da *filosofia da arte*, da *psicologia da arte* e da *sociologia da arte*. Teoricamente, foi isto mesmo que aconteceu de um modo geral. Foi sobretudo o que poderia pensar Guyau, ao escrever o seu livro sobre a Arte, *do ponto de vista sociológico*. Ele estabelecia a diferença, em 1880, entre uma estética do ideal — platónica —, uma estética da percepção — kantiana —, e uma era *sociológica* fundada na «simpatia social». Mas haverá a certeza, hoje em dia, de que tal estética tenha sido realizada? É curioso notar que o «Programa de Uma Estética Sociológica» de Lalo (²) tenha ficado sem eco em França, e que na América se tenham desenvolvido as

---
(¹) *Situation de l'art moderne*, p. 13, incluido na colecção «L'Homme et la Machine» dirigida por G. Friedmann, Edition du Minuit.
(²) *Revue philosophique*, 1914.

análises estatísticas sem que, no entanto, se tenha extraído desses factos uma verdadeira doutrina. Charles Lalo escreveu um pequeno livro sobre *L'Art et la vie sociale*, assunto que Étienne retomou numa perspectiva oposta, num artigo dos *Cahiers de sociologie contemporaine*; também R. Bastide escreveu sobre os problemas da sociologia da arte. Na Alemanha e na Inglaterra fizeram-se ensaios tímidos no mesmo sentido. O que é que resulta desses trabalhos?

I — Do público

À contemplação *psicológica* corresponde a noção social de *multidão*, de colectividade (de auditório, de leitores, de espectadores, etc.), isto é, de público. Mas, o que é o público? Parece não haver propriamente *um* público, mas vários públicos. Leituras na intimidade, ensaios gerais, antestreias, estreias, apresentações ao júri, *vernissages*, constituem públicos diferentes: mas também se formam «micro-associações», como a «sociedade do pintor e do seu modelo» ou a do *executante e do compositor*, ou grupos formados com a intenção de apreciar uma sinfonia, uma exposição de pintura ou uma comédia, como prova de que «não se deve crer numa passividade absoluta do público». Não foi por acaso que o público se encontrou na presença da obra; congregou-se num estado de espera e mesmo de apetência. Nem sempre directamente por amor à arte: pode ter sido por sociabilidade geral, embora tenha sido por uma sociabilidade que a arte proporciona» ([1]). Aliás, o público não é necessariamente sincero na sua admiração pela obra: a assistência reunida numa *vernissage*, numa ópera ou na apresentação de um filme, pode procurar antes de mais uma ocasião para manifestações mais mundanas do que estéticas. Ora, «por mais distraído, mais *snob* ou mais tagarela que o público seja, absorve sempre um pouco (e, às vezes muito) da disciplina da arte através dessa espécie de

---

([1]) Étienne Souriau,. «L'art et la vie sociale», em *Cahiers internationaux de sociologie.*

dedicação estética da reunião. O problema da sinceridade do público, das *modas*, dos *estilos*, do *snobismo*, parece-nos ser de primordial importância. R. Bastide nota, aliás ([1]), que «a sociologia dos *snobs* está por fazer», no domínio da arte. Poder-se-á dizer que o *snobismo* estético se caracteriza pelo desejo de querer aparentar um prazer agudo onde não se sente, na realidade, senão um triste tédio; a afectação é o traço dominante desse *snobismo*; mas as ideias do *luxo* ou de *carestia* também lhe estão estreitamente ligadas.

Émile Vuillermoz conta, num trabalho colectivo sobre Ravel, como os jovens admiradores do mestre tinham assobiado as suas *Valsas Nobres e Sentimentais*, poucos anos antes da sua morte. Tinham pensado, durante um concerto anónimo, dado sem nenhuma indicação de nomes de autores, que essas *Valsas* não eram de Ravel: e, para agradar a este, tinham assobiado as valsas, eles que aplaudiam tudo o que era criação do seu «deus». O público *snob* parece deleitar-se com a música dodecafónica ou com o teatro de Paul Claudel, muito embora preferisse cem vezes mais a *Heróica*, ou as peças de Jean de Létraz. Mas isso não dá «distinção». As razões económicas e sociais do sucesso de autores como Giraudoux, Bergson, Pirandello, Strawinsky, Ravel, Sartre ou Albert Camus devem-se essencialmente ao *snobismo* que se apoderou do público. Além desta questão, que voltaremos a tratar longamente noutro lugar, outros «grandes factores de sociabilidade» dizem respeito ao sucesso, ao contágio afectivo do público, à convergência mental dos espectadores, dos ouvintes ou dos amadores de toda a ordem. A que se deve, em arte, o sucesso imediato? À intriga, segundo Stendhal; à política, afirmava Nodier; à força, dizia Nietzsche; à mediocridade, segundo Ingres e Baudelaire; ao acaso, pensava Cournot. A sociologia podia responder de uma maneira menos arbitrária graças a sondagens de opinião ou a estatísticas. Mas, as respostas fornecidas em França pelo Instituto Gallup, por exemplo, foram dadas em função de elementos

---

([1]) «Sociologie de l'art», em *Cahiers internationaux de sociologie*, Paris, 1948, t. IV, p. 163.

anestéticos (como a escolha do título ou a popularidade das vedetas). A sociologia da arte poderá talvez prever um dia o sucesso de uma obra. Mas, no estado actual das suas pesquisas, isso não parece possível.

II — Da obra

«Há na própria obra de arte, na sua estrutura e no seu modo de apresentação, e na proporção do seu valor artístico, as razões de um dinamismo *sui generis*. A obra de grande classe é poderosa. A obra-prima é aglutinadora de almas... Cria uma sociedade de que é lei e agente mediador», nota ainda Étienne Souriau, em *L'art et la vie sociale*. A sociologia da arte não pode de modo algum ficar-se só pelo estudo estatístico do público: porque então verificaria que *Le mouchoir bleu* de Étienne Béquet foi o maior sucesso do século XIX no campo do romance, e que Stendhal era desconhecido durante toda a primeira metade do século XIX; que foi o *Timócrate* de Thomas Corneille que obteve o maior sucesso no século XVII, enquanto *Fedra* foi um malogro e o *Cid* obteve apenas um meio sucesso. O público, interrogado através do Instituto Gallup sobre o maior chefe de orquestra francês do século XX, responderia em boa lógica que era Jacques Hélian, que o melhor romancista era Henry Bordeaux ou que o maior pintor era Jean-Gabriel Domergue. Talvez não fosse exagerado dizer que o grande público se contenta com odiar Picasso sem procurar compreendê--lo e com desprezar Matisse ignorando Braque, Léger ou Rouault, para mencionarmos apenas os maiores. O século XIX assistiu ao mais total divórcio entre a Arte e a Sociedade, entre a Pintura e o Estado. Bonnat, Carolus Durand ou Puvis de Chavannes eclipsaram, nos museus do Estado, Cézanne, Monet ou Pissaro. Larroumet, director--geral das Belas-Artes pouco antes de 1900, dizia a Gauguin: «Enquanto eu for vivo, nem um centímetro quadrado das suas telas entrará nos nossos museus!» A colecção Caillebotte, rico legado de que o Louvre se teria orgulhado, foi espalhada pelos quatro cantos da América.

Sabe-se, por outro lado, que, para Nietzsche, como para Taine, o criador de uma obra está ligado a toda uma série de condicionamentos (o que Nietzche, de um outro ponto de vista, designava pelos «três M»: o meio, o momento e a moda). As relações entre a Arte e a Sociedade levaram P. Abraham a pensar em três aspectos principais: o da indiferença ou da recusa, o da atenção ou da observação, e o da submissão ou da oposição. Três grupos de obras correspondiam termo a termo a essas denominações sugeridas pelo autor dos volumes sobre Arte de *L'encyclopédie française*: as do âmbito da *arte pela arte*, as vindas da *arte social* e outras respeitantes à *arte educadora* ou à *arte política*. A sociedade pode considerar os seus artistas como encantadores inúteis, como parasitas, como seres graciosamente decorativos: é o caso da teoria da arte pela arte, onde o artista «apara o seu lápis para pequenas pesquisas técnicas» por culpa do divórcio entre o utente e o artista. Pelo contrário, «quando a sociedade, preocupada com o seu verdadeiro rosto, procura espelhos onde possa descansadamente mirar-se, então surgem as testemunhas da realidade, pintores, romancistas ou dramaturgos que recompõem e lhe oferecem essa imagem desejada». Mas, quando a sociedade entra num período de distúrbio, logo suscita em si «actividades meio proféticas, meio polémicas que a acompanham com os seus cânticos no sentido por ela escolhido».

A cada uma dessas épocas corresponde a fórmula de uma classe: assim, a *aristocracia*, segundo Pierre Abraham, responde à arte pela arte (mecenato e torre de marfim), a *democracia* à observação (daí a burguesia no romance «de costumes», na pintura «de semelhança», na música «imitativa» ou no drama... burguês), e a *crise* às obras de combate, postas ao serviço de uma mística religiosa, política ou social. De um modo geral, a poesia e a música corresponderiam portanto à arte pura; o romance e a pintura orientar-se-iam para a representação; o ensaio, a crítica e até o teatro para o empenhamento na luta. Todavia, «o mesmo poeta que escreve *Namouna* escreve também *Le Rhin allemand* [Lalo]; o mesmo romancista que escreve *O Pecado do Padre Mouret* escreve também *J'accuse*

[Zola]; o mesmo músico que compõe *José* compõe igualmente *O Canto da Partida* [Méhul]; o mesmo pintor que decora *St. Sulpice* expõe também *A Liberdade Conduzindo o Povo* [Délacroix]». Com efeito, a obra é sempre o produto das reacções recíprocas do indivíduo e da sociedade a que ele pertence, pois ela pode decifrar-se «pelo seu lado de criação original, ou pelo seu lado de registo passivo ou, ainda, pelo seu lado de vontade activa». A sociologia do criador parece, portanto, possível na condição de distinguir os factores sociais que possam ter presidido à formação da obra.

No entanto, poderá pôr-se uma grande objecção: como é possível que o criador, cuja índole é ser um génio único, individual por excelência, singular por definição, possa ser objecto de um estudo sociológico onde a sua invenção será submetida a processos universais, gerais e necessários?

No importante artigo consagrado aos «Métodos e Temas da Estética Sociológica», Charles Lalo, retomando a questão da sociologia do génio artístico, interrogava-se se o génio podia ser social. O génio, dizia em substância Charles Lalo, procede sempre da excepção e, de Demócrito a Freud ou de Platão a Lombroso, parece que toda a criação foi qualificada de anomalia ou de facto patológico. No entanto, acrescentava ele, do mesmo modo que a psicologia das variedades da experiência religiosa pôde estudar os apóstolos, os santos e os mártires mais veneráveis, «assim como os crentes médios, manchados de tibieza, de secura, de preguiça, de ignorância ou de pecado, que não são de modo algum heróis religiosos», assim a estética pode ser sociológica e analisar ao mesmo tempo os museus que contêm obras-primas, essas «necrópoles das artes», e os salões anuais de pintura, os estúdios de música inédita e as novidades de livraria: «é preciso reconhecer que a produção de obras geniais é raríssima nos laboratórios de estética aplicada — contudo, é aí que está a *vida*», enquanto os concertos clássicos, os conservatórios ou as bibliotecas de obras-primas escolhidas reservadas aos génios consagrados não deixam de ser instituições mortas. André Lhote pôde dizer: «É tão instrutivo examinar os maus quadros como as obras-primas», e Charles Lalo pôde estudar os grandes génios mostrando sociologicamente que eles são muito mais oportunistas do que precursores. Sem dúvida, existe um Bach no início da sonata moderna, mas não é João Sebastião: chama-se Filipe Emanuel e é o filho do génio; não foi o próprio génio a criar a sonata que Haydn, Mozart e Beethoven ilustrariam. Com efeito, o génio aparece, nessa análise, mais como organizador e «acabador» do que propriamente criador. Os iniciadores não teriam, portanto, senão o mérito da antevisão que lhes fez sentir antes dos outros um vento «sem que se saiba ainda bem de onde vem, nem para onde vai: esse pressentimento não é genial». O comportamento muito incerto do génio mantém-se enigmático para todos: os criadores praticam o método das tentativas e aprendem com os erros, enquanto os génios seguem o rumo cuidadosamente traçado pelos pioneiros.

Mas, há mais: a revolta contra o meio social é tão válida, sociologicamente, como uma manifestação de adesão conformista a esse meio. Por quem são declaradas geniais essas iniciativas individuais? Precisamente pela colectividade. Ora, é quando as iniciativas individuais sabem exprimir «essa necessidade comum de uma crise de renovação após o esgotamento dos meios ou dos fins de um estilo ou de um gosto colectivo» que se pode falar em génio. Mas, o júri oficial é o público: um público formado ao mesmo tempo por profissionais e por profanos, por génios «na moda, mas sem futuro» e «génios com futuro, mas inactuais ou retardatários». Só a consagração por parte de um público pode fazer com que exista um valor de génio para o público: pois, valer é ser, conforme diz judiciosamente Charles Lalo; e valer é ser avaliado. Não ser avaliado só por um, nem por todos e sem excepção possível, mas sim, dirá o sociólogo, «por alguns que por causas precisas se tornam pontualmente solidários». J. S. Mill falaria aqui de homens competentes e Rauch de consciências que contam. É preciso, portanto, tentar explicar na *vida das formas* o génio criador e inspirado, e isso numa perspectiva colectiva. Atirar sobre esses mistérios da criação o véu púdico do inconsciente ou do incognoscível equivale a fazer uma confissão de incapacidade. É possível, acerca deste ponto, que a fenomenologia actual tenha algumas ilusões sobre a pretensão de, através desses fenómenos, conseguir ter a intuição imediata da essência de cada ser e muito particularmente do génio. Charles Lalo insiste na ideia de que a estética pode penetrar mais no mistério do génio pela psicologia da arte do que pela sociologia. Nisto concordamos absolutamente com o seu pensamento. Quando ele propõe que a luta entre o génio e o meio social — o que é naturalmente o caso da maioria dos revolucionários — não é mais inconciliável com a sociologia do que o estudo da harmonia do génio com as necessidades estéticas de uma élite «educada, talentosa, activa», parece estar absolutamente dentro da verdade. Mas nunca é de mais insistir sobre a oposição do ambiente e do meio: ao lado da sociedade estética relativamente autónoma no conjunto da sociedade, existe uma imensa população amorfa e inactiva cujas preocupações estéticas são inexistentes. Face ao meio anestético, o ambiente compreensivo desses negociantes-profetas que foram Durand-Ruel e Ambroise Vollard impõe-se pela segurança da sua apreciação, porque sabiam pressentir o génio nascente ou impor à sua clientela o gosto do futuro. Acerca disto haveria que fazer toda uma análise da sociologia do negociante de quadros concebido como um intermediário entre o artista e o utente, o criador e o público.

III — Do meio

Nesta perspectiva, faltaria uma tentativa de análise das estruturas gestantes que condicionam a apreciação da obra. Os condicionalismos sociológicos não deixam indubitavelmente de constituir factores mais anestéticos do que propriamente artísticos. Se a sociologia estética deve ser entendida, segundo os termos de Roger Bastide, como o «estudo das correlações entre as formas sociais e as formas estéticas», cada grupo social deveria permitir que se desse um «colorido especial à arte que nasce ou se desenvolve no seu seio». É aqui que deveriam logicamente incidir os estudos monográficos quer do editor que tem de escolher os manuscritos, das críticas literária, artística, musical, dramática, etc., que têm de julgar a obra, das Academias que entram no capítulo das «instituições de finalidade estética que, em conjunto, formariam o traço de união entre a arte e a vida social ou económica. É importante que existam artes familiares, como a música de câmara; uma arte religiosa que exprima, pelas cores ou pelos sons, os dogmas, os mitos ou os sentimentos místicos; uma arte política, ao serviço dos interesses do Estado, etc. É útil para o sociólogo notar que certos agrupamentos sociais, tanto de jovens como de adultos, favoráveis à inovação, se opõem a outras colectividades, que se mostrem conservadoras. É aqui que se deveriam analisar os materiais: a luta de Lucrécio, utilizando uma língua imprópria para a abstracção, e a de Calímaco, usando um grego «mais adequado para exprimir ideias do que os eflúvios da alma»; a dos «entusiastas da intuição, com uma linguagem unicamente adaptada aos fins da inteligência». É muito relevante o facto de Hugo ter moldado a sua obra nas formas de André Chenier e de Lebrun; de as primeiras sonatas de Beethoven serem moldadas nas de Haydn e «que Wagner se tenha estreado com óperas tiradas da matriz italiana. Tudo isto confirma a análise de Taine na sua *Philosophie de l'art*, mostrando que o génio é resultante de três forças das quais a mais importante é o *meio*: «Por mais inventivo que seja um artista» acrescentava Taine, «ele inventa pouco!» A acção dos materiais, das formas, da apresentação, do sujeito, da tendência, dos sistemas, é precisamente a acção do *meio*. O artista que julga pintar o passado não estará de facto a pintar os costumes do seu tempo, o ambiente social que vê à sua volta? Recordemos o dito de Voltaire, censurando todos os gregos e romanos de Racine de serem

> *Tendres, galants, doux et discrets,*
> *Et l'amour qui vient à leur suite*
> *Les croit des courtisans français;*
> *[Ternos, galantes, afáveis e discretos,*
> *E o Amor que vem logo a seguir*
> *Pensa que são cortejadores franceses;]*

Shakespeare descreve os ingleses do século XVI através dos seus gregos e romanos, e Calderón os espanhóis. A situação do povo em *António e Cleópatra* e no *Britannicus* é a mesma que ele ocupava respectivamente na Inglaterra de 1580 e na França de 1670. A influência do meio geográfico é igualmente muito nítida na obra de arte: assim a poesia espanhola no século XI, se bem que tenha de obedecer a duas inspirações, uma guerreira e outra monacal, serve-se do facto de a Catalunha, terra disputada por mouros e cristãos, estar partilhada entre os *cantos* de guerra cristão-mouriscos e os *cânticos* religiosos que se elevam da terra reconquistada (conventos reconstruídos). Emile Mâle, K. Burdach, Thode e Gillet puderam demonstrar o papel do misticismo franciscano na inspiração pictórica do século XIII. Provou-se que a obra de arte era apenas o reflexo do meio geográfico, tal como a arquitectura, onde se vêem os traços mais marcados do meio botânico, geológico ou morfológico: o palmeiral egípcio encontra-se nas salas hipóstilas; a floresta francesa «na base das nervuras que acentuam a encruzilhada das ogivas, nos vitrais que elas encaixam, parece» nota Elie Faure, «emprestar a sua abóbada trémula às multidões reunidas outrora à volta do sacerdote celta na sombra das árvores sagradas». Na cordilheira líbia, nomeadamente acima do vale onde se entalha o hipogeu dos faraós, é visível a forma das pirâmides que abrigam as múmias dos primeiros desses reis; o aspecto e a disposição das pirâmides toltecas, encimadas pelos templos do deus, «repetem ao infinito o aspecto e a disposição das montanhas circundantes». A arquitectura e a música árabes exprimem frequentemente a influência das zonas desérticas, agrestes e nuas, reveladoras de unidade abstracta sem pormenores nem formas sensíveis. Pode pôr-se assim um grande número de hipóteses relativas à influência geográfica como, por exemplo, na Grécia, no Egipto ou na Itália, pela transposição dos elementos, a influência das formas sociais, o nascimento das máquinas, etc. De igual modo, os elementos raciais condicionam as artes. Tal povo é espontaneamente colorista e outro desenhador: os bosquimanos sobressaem na arte plástica, e já os cafres não. A Espanha brilha pela sua música popular mais do que pela sua música erudita: na Alemanha dá-se o inverso. Os italianos e os eslavos são naturalmente musicais; os anglo-saxónios muito

menos, apesar de serem parentes próximos dos germânicos e dos escandinavos. Se os franceses não têm a veia épica, é mais do que certo que a tiveram na Idade Média. A antropologia contribuiu muito para a sociologia: mas, dessa massa de elementos, é difícil ver sobressair com precisão os que são universalmente válidos. Os factores políticos, religiosos, económicos, técnicos, seriam igualmente de considerar. A esse respeito, o ensaio mais brilhante que a nossa época registou foi certamente o de Pierre Francastel que, nos seus trabalhos relativos à nascença e a destruição de um espaço plástico, pôde reunir os resultados de uma imensa pesquisa, ao mesmo tempo antropológica, epistemológica, estética, tecnológica, etc., para melhor demonstrar a união indefectível da arte e da sociedade ([1]).
É, aliás, a esse autor que voltaremos no final deste breve apanhado: num notável memorial de *L'année sociologique* intitulado «Arte e Sociologia» ([2]), o titular da cátedra de Sociologia da Arte da École des Hautes Études inscreveria os rudimentos da Sociologia estética de amanhã.

([1]) Cf. *Études de sociologie de l'art*, Denoël, 1970, e *Art et technique*, Gallimard, 1988.
([2]) *Année sociologique*, 1940-48, t. V.

TERCEIRA PARTE
OS PROBLEMAS DA ESTÉTICA

Capítulo Sete

AXIOLOGIA DA ARTE

O mundo dos valores em que a Arte evolui é tão vasto que não é possível recensear aqui todas as suas virtualidades. A Arte e a Beleza estão numa relação de conjunção, de disjunção, ou de correlação com a Verdade, a Bondade, a Utilidade, o Sagrado, etc. A moda deixou de fazer parte desta conhecida tríade: *do verdadeiro, do belo, do bem*. Estaria antes na antítese: nos valores negativos que Raymond Polin analisaria de maneira extremamente penetrante no curioso volume que escreveu sobre a questão «Do Feio, do Mal, do Falso» (¹). Tentaremos somente analisar as relações da Arte com a Ciência, com a Moral e com a Religião.

---

(1) O domínio dos valores estéticos, ou a axiologia dos valores ditos negativos, tal como é vista no trabalho de Polin, dá o quadro seguinte:

O FEIO

o hediondo	o desordenado
o horrível	o disforme
o desmedido	o informe
o pomposo	o monstruoso
o grandiloquente	o desproporcionado
o empolado	o desconchavado
o banal	o ridículo
o insípido	o risível
o qualquer	o grotesco
o medíocre	o piegas
o detestável	o afectado
o ornamentado	o enfadonho

I — A Arte e a Ciência

Geralmente, faz-se uma oposição entre a atitude estética e a científica: a arte seria liberdade, jogo da imaginação; a ciência, pelo contrário, estaria ligada à necessidade lógica e externa para o espírito que procura e encontra. No entanto Goethe e Leonardo da Vinci foram ao mesmo tempo artistas e cientistas. Como aliar a arte e a ciência? Pela sua fonte comum, dir-se-á. A arte, tal como a ciência, nasceu da religião: a astrolatria comandou a astrologia; começou-se por estudar a causa dos fenómenos dentro das razões religiosas, tal como se procurou obter a boa vontade das divindades por meio de uma fé ardente que anima a escultura grega e a arquitectura das catedrais medievais. Mas, do mesmo modo, poder-se-ia dizer que a técnica esteve na origem tanto da arte como da ciência. Comte afirmava que a positividade da arte não tinha podido desembaraçar-se da sua essência religiosa e, depois, da sua essência metafísica, senão numa terceira fase: e poder-se-ia dizer o mesmo da ciência. Quanto à técnica, sabe-se que tem sido frequentemente apontada como um dos mais importantes factores da criação estética ou da descoberta científica na alvorada da ciência grega. Mas, pondo de parte estas questões duvidosas de origem, tantas vezes discutíveis, pode-se procurar afinidades directas entre a beleza e a verdade.

Só é belo o verdadeiro, só o autêntico é aprazível, disseram não somente todos os clássicos mas também os românticos, os realistas, os naturalistas, os veristas. E Verdi pôde dar o lema que todos os artistas podiam retomar por sua vez, mesmo os mais idealistas: «*Inventare il vero!*» Diz-se de um belo quadro que é verdadeiro; a autenticidade é uma qualidade tanto da arte como da ciência. Mais ainda: a ciência é necessária à arte como elemento essencialmente formador na educação do artista. Alguma vez se viu um pintor sem conhecimentos de anatomia, um arquitecto sem noções de matemática, um músico sem noções de acústica? Mesmo implicitamente, mesmo inconscientemente, um grande número de conhecimentos científicos são primordiais para o artista. Reciprocamente, existe em geometria uma solução elegante, uma posição estética dos problemas que foi frequentemente citada, nomeadamente pela pena de Poincaré. Com efeito, a ciência está virada para o conceito e para a lei, de essência abstracta e geral; é por isso mesmo uma descoloração do individual, mas o individual, sem a ciência, seria apenas um elemento opaco e amorfo. A ciência é pois necessária, primeiramente para o saber e depois para o tratar. Assim, pode dizer-se que o real é aquilo em que se fundamentam ao mesmo tempo arte e ciência, uma para o procurar e outra para o ultrapassar. Se é verdade que a ciência é a descoberta de uma ordem universal geral e necessária, por meio da medida, a arte, esta *Homo additus naturae*, transfiguração da realidade quotidiana, é um arrancar para fora da materialidade. Dir-se-ia, em certo sentido, que o verdadeiro seria como que a cúpula do belo e do bem, e além disso, o lugar geométrico de todos os valores.

II — A Arte e a Moral

«Mas o que é, para si, a Moral? — Uma dependência da estética!» Era nestes termos que André Gide respondia numa das suas entrevistas imaginárias. Numa perspectiva platónica, a arte e a moral vivem em boa harmonia. Mas basta pensar nas penosas asneiras de uma literatura padronizada, de gratuitas violências e no poder acre de uma literatura vitriólica, para se assistir ao divórcio da arte e da moral que é um dos traços marcantes da literatura moderna. Efectivamente, desde Sade, Baudelaire ou os mais actuais Maurice Sachs, Boris Vian e Jean Genêt, entre outros, já não é possível sustentar à maneira de Voltaire: «Encaro a tragédia e a comédia como lições de virtude, de razão e de conveniência... O que é, com efeito, a verdadeira comédia? É a arte de ensinar a virtude e as conveniências por meio da acção e do diálogo...» «Fiz um pouco de bem: foi o meu melhor trabalho!» Na verdade, é possível: o que não impede que a literatura moralizadora de Voltaire ou dos seus contemporâneos pese pouco em comparação com a de Molière, Lautréamont ou com a do autor de *Corydon*, para citar três vítimas de censuras abusivas. Diderot também preconizava que a pintura e a poesia tivessem «bons costumes» e, tanto nos seus estudos de crítica de arte *Os Salões*, como em *Essais sur la peinture*, pedia que se «apresentasse a virtude amável, o vício odioso, o ridículo saliente: eis o projecto de todo o homem honesto que pegue na caneta, no pincel ou no cinzel». Hoje em dia, parece-nos mais acertado dizer tal como Théophile Gautier: «Não sei quem teria dito, nem onde, que a literatura e as artes influenciam os costumes. Quem quer que fosse, é indubitavelmente um grande idiota; é como se alguém dissesse: as ervilhas fazem crescer a Primavera». Baudelaire diz ainda mais nitidamente: «Sabem que sempre considerei a literatura e as artes como a procura de um objectivo estranho à moral, e que a beleza de concepção e de estilo me basta... Sei que, nas regiões etéreas da verdadeira poesia, o mal não existe, nem o bem, e que esse miserável léxico de melancolia e de horror poderia legitimar as reacções da moral tal como o blasfemador confirma a religião». Charles Lalo mostraria, num pequeno trabalho muito sugestivo intitulado *L'art et la morale*, a impossibilidade de uma solução perfeita na guerra dos ascetas e dos estetas: oscilando entre o imperialismo do belo e o triunfo do bem, a arte, posta ao serviço tanto da moral como colocada acima de tudo, ou participando numa comunhão mística, ou lançando o anátema à moralidade, chegava, nessa obra relativista, a uma solução de compromisso onde, no quadro de um esboço de teoria geral dos valores, Charles Lalo mostrava o homem, esse «animal ocupado com o absoluto», lutando com a impossibilidade de um valor absoluto. No fundo, para Lalo, o problema da arte e da moral era um falso problema. Os dois verdadeiros valores eram para ele o normal e o ideal. Deste modo, tudo o que se podia esperar era encontrar a solução da antinomia entre arte e vida, e não entre arte e moral. Com efeito, esta desconfia do prazer, que é derivativo por excelência do dever: a moral parece, portanto, reclamar, em nome do seu imperativo categórico, a servidão de todas as outras disciplinas, enquanto a arte, por seu turno, parece reivindicar uma soberania análoga, de onde resulta a oposição entre ascetas e estetas, e o destino que Platão dava aos poetas na sua *República*, reconduzindo-os, coroados de flores, até às portas da Cidade.

Mas, a própria ideia de servidão é tão inestética como imoral já que, pondo o prazer à disposição da sua inimiga, ela destrói a liberdade, a boa fé, e, portanto, o estilo, e é evidente que a imoralidade atinge o segundo poder quando essa propaganda — já de si de essência servil — é colocada às ordens do instinto desregrado e se torna, por exemplo, pornográfico. A arte é, por conseguinte, coordenada e não subordinada à moral, e é-o pela sua independência e pela sua sinceridade.

III — A Arte, a Natureza, a Indústria e a Religião

Seria bom, se dispuséssemos de mais espaço, dizer uma palavra acerca das relações entre a arte e a natureza ou, mais exactamente, entre a arte e a percepção: estas opõem o realismo e o idealismo, ou seja, a imitação e o embelezamento; mas é dificil separar radicalmente as duas fórmulas. Se a arte é realista no sentido de afastar as convenções utilitárias, de se interpor como uma cortina entre os seres e nós, ela pode ser idealista na medida em que procura uma prospecção mais directa e mais profunda, efectuando correcções relativamente aos nossos hábitos perceptivos, e é preciso ter em conta, entre as duas doutrinas, todo o leque das pesquisas do classicismo (que aponta para a essência), do romantismo (que tem em mira a vida e a cor), do naturalismo (que aponta para o facto), do impressionismo (que aponta para o directo e para a frescura), do simbolismo (virado para o matiz e para a relação), do cubismo (que visa a estrutura e a geometria), do surrealismo (que visa a transcendência), etc.

A indústria passa por ser a pior inimiga da arte, pela dupla razão de que desfeia o ambiente (tema desenvolvido por Ruskin) e destrói o estilo, substituindo-o pelo trabalho em série. Mas ela reabilita-se esteticamente sob esses dois pontos de vista devido ao facto de existir uma beleza das paisagens fabris e do trabalho mecânico, cuja primeira norma é repudiar toda a sobrecarga ornamental (aerodinamismo). A este respeito, é preciso assinalar o trabalho tão importante de Raymond Lowy, que inventou um método de estética industrial e comercial, sobretudo publicitária, onde, transformando completamente a aparência exterior dos produtos, desde a locomotiva até ao maço de cigarros, conseguiu imprimir um sentido de harmonia muito mais apropriado aos elementos técnicos. Ele contou a sua aventura num livro: *La laideur se vend mal* [A fealdade vende mal], onde se pode acompanhar apaixonadamente as vicissitudes do gosto e do fastio da era técnica e mecânica, e onde a mecânica matou a mística, «nesse corpo desmesuradamente engrandecido» em que a alma já não tem lugar, para falar em termos bergsonianos ([1]).

Seria necessário citar toda uma biblioteca e recensear mil problemas para falar acerca das relações entre arte e religião. Parece-nos que a religião fornece simultaneamente o *alfa* e o *ómega* da estética; a arte começa e acaba pelo sagrado. Do mesmo modo que o critério único da estética e do misticismo é o êxtase, assim também a arte autêntica se impõe por uma procura feita num espírito de religiosidade, num fervor incompatível com as técnicas materiais às quais repugnam os grandes criadores.

Assim, tal como o verdadeiro é o lugar onde se encontram todos os valores, o sagrado é o fim, o ideal transcendente para o qual todos tendem necessariamente. A arte é, portanto, apenas um patamar nessa ascensão para o absoluto: mas é, porventura, a etapa mais segura e o meio mais sólido, que o homem jamais encontrou para encarnar o ideal no real ou o divino no humano.

([1]) Cf. *L'esthétique industrielle* («Que sais-je?»).

Capitulo Oito

O SISTEMA DAS BELAS-ARTES

I — Os sistemas clássicos

Os sistemas clássicos limitavam-se geralmente a registar a dicotomia artificial das artes do espaço e das artes do tempo. A classificação tradicional das artes opõe as três artes plásticas (arquitectura, escultura e pintura) às três artes rítmicas (dança, música e poesia), coroadas pela célebre «sétima arte», o Cinema. É a partir dessa distinção que se fala numa «oitava arte» que seria a Radiodifusão (e talvez numa nona, que seria a Televisão, de uma décima, que seria o Desenho Animado, etc. Por que não?). Mas, além do carácter extremamente lacunar do sistema — esboço sem solidez, debuxo sem validade, onde não há nenhum lugar reservado à Literatura, ao Romance, ao Teatro, etc. —, uma das grandes descobertas de Étienne Souriau consistiu na crítica da oposição entre o plástico e o rítmico. Com efeito, ele mostrou como as artes plásticas comportam um tempo igualmente tão essencial como as artes ditas do tempo, e que as artes rítmicas são tão espaciais como as artes ditas do espaço. O espaço tem importância em poesia: a topografia dos *Calligrammes* de Guillaume Apollinaire é tão importante que, sem ela, os seus poemas seriam ininteligíveis; *Le coup de dés* de Mallarmé representa talvez, plasticamente, pelos intervalos, pelos espaços entre as palavras, toda uma série de desenhos não figurativos. O tempo é essencial na arquitectura, na pintura, e seria inútil negar o carácter temporal que se prende à majestade dos templos gregos, ao movimento gracioso da escultura gótica flamejante, à robustez do estilo românico, ao tempo contornado e enfeitado do barroco, ao gesto inscrito na duração nervosa de Van Gogh ou no tempo indolente de Henri Matisse.

II — Os sistemas actuais

Os sistemas actuais tentaram lutar contra a tendência para a facilidade, e um dos mais célebres, um dos mais engenhosos, foi a tentativa de classificação natural imaginada por Alain: «Dois grupos sobressaem por si próprios na multidão das artes e das obras: as artes de sociedade e as artes solitárias... É, evidente que o desenho, a escultura, a pintura, a arte do oleiro, a arte do móvel e mesmo um certo género de arquitectura, se explicam bastante pela relação entre o artesão e a coisa, sem o concurso directo do elemento humano presente». Isto dará a Alain a ocasião para classificar a dança e o adorno num primeiro grupo, a poesia e a eloquência num segundo, a música num terceiro, o teatro em quarto lugar, a arquitectura num quinto momento, a escultura num sexto, a pintura e o desenho num sétimo e a prosa em último lugar. A esta tendência haverá que juntar o ensaio de classificação *estrutural* das Belas-Artes que Charles Lalo imaginou no crepúsculo da sua vida (é, cremos nós, o seu último trabalho importante), onde o autor, partindo da psicologia da forma, destacava uma espécie de solidariedade estrutural de tipo natural, mostrando sete sectores dominantes para esquematizar todas as grandes manifestações actuais da vida artística.

Segundo Alain, as sete supra-estruturas específicas das Belas-Artes seriam:

1) As «estruturas e supra-estruturas da audição» (organização estilística das leis físicas e psicofisiológicas das vibrações sonoras): a música orquestral e coral, isto é, a «poli-harmonia», a abstracção de diversas infra-estruturas (música de camâra de cordas, diversos solos) e contaminação ou adição de infra-estruturas estranhas (música cantada);

2) As «estruturas e supra-estruturas da visão» (estilização

do campo visual ou interpretação técnica das leis da óptica teórica): pintura, desenho e gravura, estampas, etc.;

3) As «estruturas e supra-estruturas técnicas do movimento (contraponto de trajectórias dinâmicas): artes do movimento corpóreo (contraponto de gestos, de atitudes, de esforços «auto-transmitidos»): bailados de ópera, danças orientais das mãos, da cabeça, do ventre, danças folclóricas, acrobáticas, etc.; ou artes do movimento exterior: jogos de água, cascatas luminosas, etc.;

4) «Estruturas e supra-estruturas da acção» (contraponto de personagens, isto é, de vontades supostas mais ou menos livres nos conflitos), como o teatro, o cinema mudo, o desenho animado, a ópera, a ópera-cómica, a opereta;

5) «Estruturas e supra-estruturas técnicas da construção» (contraponto de materiais): estilização de materiais brutos como a arquitectura ou vivos como a escultura, ou de vegetais e de paisagens, como na arte dos jardins;

6) «Estruturas e supra-estruturas da linguagem»: poesia, prosa, prosa poética;

7) «Estruturas e supra-estruturas da sensualidade»: a arte de amar (erotismo normal, pornografia, feiticismos singulares e perversões sexuais); gastronomia (artes da nutrição e da bebida); perfumaria; estruturas tácteis e térmicas.

Uma simples análise desse esquema mostra ao mesmo tempo a sua grande riqueza e a sua excessiva complexidade. Por isso, retiraremos da *Introduction à l'esthétique*, de Maurice Nédoncelle uma classificação mais nova ainda e infinitamente mais simples, senão mesmo mais exacta do que a de Charles Lalo (neste campo, é difícil não ser inexacto, impossível não ser arbitrário, e inútil tentar não ser artificial). Para ele, as principais artes são, seguindo os cinco sentidos, as artes tacto-musculares (desporto e dança), as artes da visão (arquitectura, pintura, escultura), as artes auditivas (música e literatura), as artes de síntese visual e auditiva (teatro e cinema) ([1]). Contudo,

---

([1]) Cf. *Introduction à l'esthétique*, de Maurice Nédoncelle, «Initiation philosophique», P.U.F.

para Nédoncelle, os dados sensoriais da boca e do nariz são tão baixos, tão triviais, que não poderiam de modo algum conduzir a artes verdadeiras. Efectivamente, esses dois sentidos «são bastante fracos; ao paladar só pode corresponder uma arte menor ou até mínima: a gastronomia; ao olfacto, a sinfonia dos perfumes, que dificilmente poderemos reivindicar como emanação de uma grande arte». A razão profunda porque esses órgãos dos sentidos não conduzem a uma autêntica arte é o papel sexual predominante nas percepções olfactivas e gustativas: «É muito difícil que o instinto de comer se desligue da sensação gustativa ou olfactiva; esta última, além disso, desliza muito rapidamente para os prosaísmos da sexualidade». Tomamos a liberdade de contestar uma tal concepção: com efeito, por que razão se proibiria à arte de ser sexual ou, pelo menos, sexualizada? Pensamos pela nossa parte que a arte ou é sexual ou não é arte: o grande artista ama necessariamente a sonata, a tela ou o poema que compõe; e é impossível que esse «pigmalionismo» não se tinja de erotismo. De resto, a gastronomia parece-nos ser uma grande arte. É absurdo querer expulsar do domínio das Belas-Artes aquilo que Nédoncelle tem na conta de ser uma arte mínima. Com efeito, é preciso reconhecer uma igualdade de princípio a todas as artes, a partir do momento em que elas deixem de mergulhar as suas raízes na realidade mais material ou nos serviços utilitários. Aliás, Joseph Segond, no seu *Traité d'esthétique*, afirmava que os sentidos «pretensamente inestéticos» e as artes «virtuais», eram pelo menos tão capazes de produzir uma emoção estética real como as artes ditas maiores; assim, para ele, «o mundo do sabor» ou «o mundo do olfacto» pertencem a dados estéticos tão consistentes como o mundo táctil ou auditivo ([1]). É por esta razão que ele condenava com toda a energia a «pretensa hierarquia das artes», à qual negava qualquer espécie de significado.

([1]) Cf. *Traité d'esthétique*, Aubier, pp. 66-67 e segs.

III — A «Relação das Artes»

Antes de Joseph Segond, já Étienne Souriau tinha concebido, no seu artigo «Arte e Verdade», a ideia de uma relação das artes onde não seria feita a menor distinção entre as artes menores e as artes maiores, as artes do espaço e as artes do tempo, as artes da visão, as do olfacto, as do paladar ou as do ouvido. O princípio da sua classificação é o de um sistema perpétuo sem começo nem fim (necessariamente circular) onde as artes se distinguem unicamente em função do seu primeiro ou do seu segundo graus. O quadro abaixo permite compreender claramente o sentido dessa revolução fundamental.

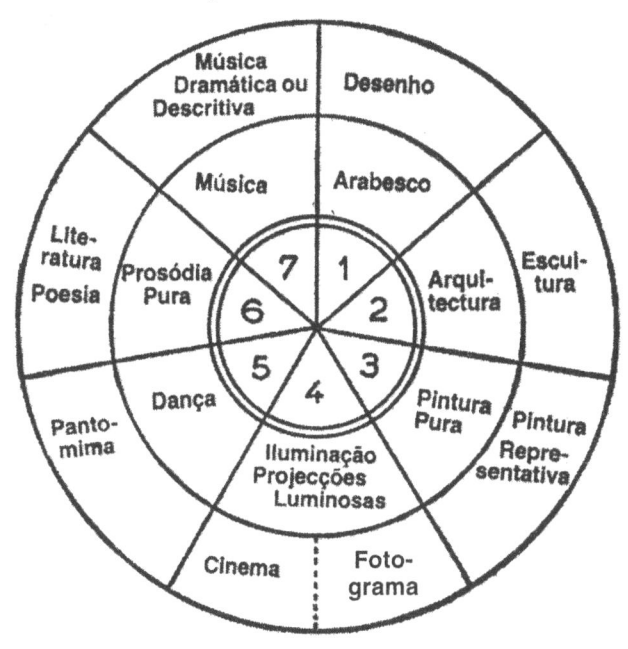

1, Linhas; 2, Volumes; 3, Cores; 4, Luminosidades; 5, Movimentos; 6, Sons articulados; 7, Sons musicais.

Capítulo Nove
METODOLOGIA DA ARTE

I — Objecto da Estética

Falta-nos o espaço para dizer com precisão qual o domínio que fica atribuído à Estética, concebida como ciência distinta da história da crítica e da técnica. Foi já dito que «a Estética, no sentido estrito, reside na busca de conhecimento pelo prazer que decorre do facto de conhecer», aplicando-se assim «a todas as coisas conhecíveis e a todos os indivíduos capazes de conhecer desinteressadamente e de gozar desse conhecimento» ([1]). Deste modo, a Estética não apontaria somente para a arte, mas igualmente para a natureza e, de uma maneira geral, para todas as modalidades da beleza. Edgar de Bruyne desenvolve a sua intuição sustentando que «uma estética geral deveria deter-se no gozo do matemático e (que) a metafísica deveria estudar as modalidades do prazer puramente espiritual...» Parece-nos que uma tal concepção é insustentável de facto e de direito. O domínio da estética assim concebido seria demasiadamente vasto. É preciso conceber a estética como a filosofia da arte e nada mais. É mesmo possível, num sentido, distinguir a estética *clássica* das suas aplicações mais recentes consideradas como a *ciência da arte*. Kant disse numa fórmula célebre:

([1]) Ct. Ed. De Bruyne, *Esquisse d'une philosophie de l'art*, Bruxelas, pp. 12-23.

«A natureza é bela quando tem o aspecto da arte, e a arte só pode ser chamada bela quando tivermos consciência de que é arte, mesmo que ofereça, no entanto, a aparência da natureza.» De resto, Hegel diz ainda mais nitidamente: «A beleza na natureza aparece unicamente como um reflexo da beleza no espírito». Portanto, é preciso considerar a estética como o estudo específico da arte e de nenhum modo como o da beleza natural. O analista de *O Futuro da Estética*, ao considerar o objecto e o método de uma ciência *nascente*, definia a estética como «a ciência das formas»: não podia ter dito melhor. É preciso reconfirmar Étienne Souriau quando diz que a estética está para a arte «como uma ciência teorética está para a ciência aplicada correspondente» ([1]).

II — Métodos da Estética

Vemos assim que a estética deve desligar-se da história da arte, com a qual apenas pode manter relações acidentais e secundárias. A perspectiva da história é cronológica, a da estética é lógica: a história da arte repõe nos seus contextos as obras postas de parte pela estética, de modo que a história dos Bach tem importância para o historiador da música, mas entre João Cristiano e João Sebastião, o esteta não verá nenhuma diferença fundamental. Assim, num estudo estético, o falso não intervém excepto a título inessencial: os falsos Vermeer eram verdadeiros Van Meegeren. Se o juízo a fazer sobre eles era esteticamente idêntico, já a história se recusava a assimilar as apreciações que se podiam formular acerca dos dois autores. Toda a questão do método estético está em saber se ele se deve desligar de uma crítica necessariamente judicativa, apreciativa, e, portanto, axiológica. A estética não é obrigatoriamente normativa: mas a critica é-o sempre. Aqui, o método difere conforme os estetas. Retomando a divertida comparação do

---

([1]) Mas, se a estética deve ter um carácter geral, a *estética aplicada* é possível dentro de uma perspectiva mais concreta.

Futuro da Estética, ou seja, um oleiro no seu trabalho e dois grupos de estetas diante dele. Uns aconselham-no — Sócrates, Fechner — enquanto os outros o tomam por tema teorético (Muller-Freienfels, Charles Lalo). «Quanto ao oleiro, nesse tempo todo, nem ouve; pensa só no seu pote.» Boileau ou Horácio fariam mais do que aconselhar: ter-lhe-iam ditado as leis do seu ofício! A estética actual, oscilante entre um método sociológico de um extremo relativismo, uma análise psicológica por vezes muito subjectivista e uma tendência metafísica cujo dogmatismo é uma tentação constante, deve dirigir-se resolutamente, parece-nos, para uma concepção objectiva e experimental. O verdadeiro método da estética, como de toda a ciência, já não é ser normativo, mas positivo. Portanto, é preciso abandonar — e Gaëtan Picon tem razão ao insistir nessa ideia no seu notável *Panorama de la nouvelle littérature française* ([1]) — a confusão da estética com a crítica e até com a filosofia, para a considerar doravante como uma ciência: a *ciência da arte*.

III — Perspectivas

Levantaram-se mil objecções a uma ciência do gosto, uma filosofia da arte, uma técnica da sensibilidade. Já não interessa agora saber se a estética é possível. Pensamos ter demonstrado que efectivamente o foi para um grande número de filósofos e de cientistas. No entanto, é um facto que *de gustibus non disputandum* (os gostos não se discutem). Hegel, nas primeiras trinta páginas da *Estética*, mostra com nitidez que uma tal objecção não se mantém de pé.

Pois, se não houvesse nem arte nem beleza, mas artes e coisas belas tão variadas e diferentes umas das outras quanto possível, é bem óbvio que a Estética não seria uma ciência; «o que deve servir de base», dizia Hegel «não é o particular, não são as particularidades, os objectos, os fenómenos, etc., particulares, mas a *ideia*». «Devem considerar-se não os objectos

---

([1]) Gallimard, reed. 1988.

particulares qualificados de belos, mas o Belo», dizia Platão (*Hípias Maior*, 287). Ora, que a Estética não tenha encontrado ainda um critério absoluto do Belo em si, isso não marca nenhuma diferença com a *lógica* ou a *ética*; *pulchrum, vel verem index sui*, poder-se-ia dizer. Assim Hegel tinha razão ao dizer: «É pela ideia do Belo que devemos começar... pois evitamos ao mesmo tempo a dificuldade e o embaraço que nos criariam a grande variedade, a infinita diversidade dos objectos que se qualificam de belos». Em suma, *de gustibus philosophandum*.

É preciso compreender que se trata muito menos da Beleza de um objecto em si do que da reflexão sobre um objecto de uma rara fealdade ou de um grande esplendor. Existe realmente algo de comum entre a ânfora e a catedral, o retábulo e a sonata, o desenho animado e a tragédia, e isso é o momento da sua concepção. O objecto artístico não é nada em si: só é um objecto de estudos estéticos *por* e *no* espírito. O *objecto* de arte é, antes de mais, o *sujeito* que pensa, que o cria, que o executa, que o contempla ou que dele se lembra. O objecto artístico, como a pintura de Leonardo, é *uma coisa mental*. Mas, como é possível *raciocinar* sobre algo que é essencialmente *sentimento*, vida, sonho, etc. ? Hegel dizia também: «O belo sendo objecto da imaginação, da intuição, do sentimento, não pode ser também objecto de uma ciência e não se prestaria a um tratamento filosófico...» Mas como pode o sentimento alguma vez ser objecto de um estudo conceptual? O Artista é um afectivo puro, contenta-se com gozar e saborear: não lhe é possível raciocinar. Assim, há muitos bons espíritos que pensam que a Estética está condenada à esterilidade e à facticidade, pois o grande artista deixa-se necessariamente arrastar pelo seu «demónio» à maneira de Chateaubriand; o processo da criação, da contemplação ou da interpretação apenas pode reviver-se, e não explicar-se. «Eu — dizia Lamartine — nunca penso.» Haveria muito a dizer contra esta ilusão. O artista medita mais do que imagina. Longe de ser uma produção gratuita, o sentimento é capaz de raciocínio: existe uma *ideia* do sentimento, do mesmo modo que da inteligência, uma «abstracção sentimental», como um conceito representativo; a ideia do sentimento, essa forma estilizada, pode fazer daquele que sente o igual do pensante.

De resto, parece que falar de arte não é considerado sério;

este é um curioso preconceito enraizado em muito filósofo que adoptaria como sua a frase que Valéry dizia a sorrir: «Tudo o que é estético é duvidoso...» Mas, o mesmo autor não dizia de *toda* a filosofia que ela não passava de «um puro jogo de ideias»? Na realidade, a Filosofia da arte é solidária com todos os ramos da Filosofia. Contudo, muitos metafísicos troçam da Estética, devido à sua falta de pontos de apoio no Concreto. A Moral apoia-se na Acção, a Lógica na Ciência; mas, a Estética não se apoiará na Arte? Não é a mesma coisa? Não exactamente, para muitos desses grandes espíritos; a Arte seria ainda para eles, mesmo inconscientemente, essa actividade um pouco vã e, em qualquer caso, fútil, sem lugar na Cidade platónica. «Ser Artista — dizia Joseph Prudhomme — não é um ofício.» E o que será ser-se esteta?

Não resta dúvida que o século XVIII e boa parte dos autores franceses do século XIX deixaram da Estética uma ideia pouco lisonjeira: muitos, falando de poesia, acharam-se na obrigação de ser líricos e foram simplesmente ridículos. Outros quiseram ser comoventes para descrever o drama, divertidos para dissertarem sobre o Riso, pungentes para definir a Tragédia, ou brilhantes para tratarem do Sublime. Isto era tomar o fundo pela forma. O perigo constante, nestas matérias, é o verbalismo. A Estética mais de uma vez sucumbiu às tentações da facilidade e da facticidade. Já é tempo de a Estética tomar uma outra orientação e renunciar aos seus estéreis *discursos sobre o belo* onde acaba sempre por dizer, o mais tarde possível, que era *a unidade na diversidade*. O «tabu da poltrona» é já há muito aplicado em Psicologia: a Estética não pode nem deve ficar para trás; pois ela pode ser uma ciência; é uma técnica; deve ser um *ofício*. Nunca se falará o suficiente de todo o mal feito à Estética pelos *snobs*, amadores e mundanos: é aqui que se deve meditar na frase de Bachelard: «Quando se trata de dizer tolices, seria realmente muito fácil escrever um livro grande».

Face ao verbalismo do século XIX, o século XX deve fazer um progresso ou uma mudança radical: deve instaurar uma Estética de Laboratório. Pois apenas restam duas vias para a Estética actual: afundar-se na *Ênfase* ou tornar-se uma *Ciência*.

Se a Estética se recusa a ser rigorosa, precisa e positiva, deixará de existir.

BIBLIOGRAFIA

T. W. Adorno, *Teoria Estética*, Edições 70.
— *Philosophie de la nouvelle musique*, N.R.F.
Alain, *Propos sur l'esthétique*, P.U.F.
— *Préliminaires à l'esthétique*, P.U.F.
— *Vingt leçons sur les Beaux-Arts*, N.R.F.
— *Système des Beaux-Arts*, N.R.F.
J. Attali, *Bruits*, P.U F.
J. Bazaine, *Notes sur la peinture d'aujourd'hui*, Seuil.
— *Le temps de la peinture*, Aubier.
W. Benjamin, *Oeuvres*, I e II, Denoël.
— *Écrits français*, N.R.F.
— *Le concept de critique esthétique dans le romantisme allemand*, Flammarion.
B. Bosanquet, *History of Aesthetic*, Londres, George Albin.
D. Boulay, D. Huisman et al., *Les grands problèmes de l'esthétique*, Vrin.
P. Bourdieu e A. Darbel, *L'amour de l'art*. Ed. de Minuit.
P. Bury, *Les gaités de l'esthétique*, Denoël.
R. Caillois, *L'esthétique généralisée*, N.R.F.
— *Vocabulaire esthétique*, N.R.F., «Idées».
J.-L. Chalumeau, *La force de l'art*, Ed. de la D.M.F.
A. Chastel, *Traité de la peinture de Léonard de Vinci*, Hermann.
B. Croce, *Breviário de Estética*, Edições 70.
— *L'esthétique comme science de l'expression et linguistique générale*, II Parte, Paris.
A. Danto, *La transfiguration du banal: une philosophie de l'art*, Seuil.
E. Delacroix, *Journal*, Plon.
G. Deleuze, *Rhízome, Kafka, Mille Plateaux, Cinéma 1 et 2*, Ed. de Minuit.
— *Francis Bacon: logique de la sensation*, Ed. de la Différence.
— *Le pli*, Ed de Minuit.
J. Derrida, *La vérité en peinture*, Flammarion.
D. Diderot, *Essais sur la peinture*, Hermann.
G. Didi-Huberman, *Devant l'image*, Ed. de Minuit.

M. Dufrenne, *Phénoménologie de l'expérience esthétique*, 2 vol., P.U.F.
— *Esthétique et Philosophie*, 3 vol., Klincksieck.
Th. de Duve, *Nominalisme pictural*, Ed. de Minuit.
— *Au nom de l'art*, Ed. de Minuit.
J. Duvignaud, *Sociologie de l'art*, P.U.F.
L. Ferry, *Homo aestheticus*, Almedina.
P. Francastel, *Peinture et Société*, Ed. de Minuit
— *Art et technique*, Ed. de Minuit.
R. Frances, *La perception de la musique*, Vrin.
— *Psychologie de l'esthétique*, P.U.F.
H.-G. Gadamer, *L'actualité du beau*, Alinea.
A. Giacometti, *Écrits*, Hermann.
J. Gimpel, *Contre l'art et les artistes*, Ed. Universitaires.
M. Guiomar, *Principes d'une esthétique de la mort*, Le Livre de poche.
M. Henry, *Voir l'invisible*, Ed. François Bourin.
D. Huisman e G. Patrix, *L'esthétique industrielie*, col. «Que sais-je?».
D. Huisman e A. Vergez, «Les grands courants de l'esthétique contemporaine», *Critique*, n.º 117.
R. Huyghe, *L'art et l'âme*, Flammarion.
— *Dialogue avec te Visible*. Flammarion.
W. Kandinsky, *Écrits comptets*, 3 vol., Denoël.
S. Kofman, *Mélancolie de l'art*, Galilée.
J. Lacoste, *L'idée de beau*, Bordas.
— *La philosophie de l'art*, P.U.F. («Que sais-je ?»).
G. Lascaut, *Écrits timides sur le visible*, U.G.E.
F. Leger, *Fonctions de la peinture*, Ed. Gonthier.
G. Lipovetsky, *L'ère du vide*, Gallimard.
G. Lukacs, *Philosophie de l'art*, Klincksieck.
J.-F. Lyotard, *Discours, figure*, Galilée.
A. Malraux, «Psychologie de l'art», in *Les voix du silence*, N.R.E
H. Marcuse, *A Dimensão Estética*, Edições 70.
M. Merleau-Ponty, *Signes, L'oeil et l'esprit*, N.R.F.
A. Moles, *Théorie de l'information et perception esthétique*, Flammarion.
E. Panofsky, *L'oeuvre d'art et ses significations*, Gallimard.
— *Architecture gothique et pensée scolastique*, Ed. de Minuit.
N. Poussin, *Lettres e tpropos sur l'art*, Hermann.
P. Restany, *L'autre face de l'art*, Galilée.
O. Revault D'Allonnes, *La création artistique*, Klincksieck.
J.-Fr. Revel, *La philosophie de l'art de Taine*, Hermann.
R. Rochlitz, *Théories esthétiques après Adorno*, Actes Sud.
A. Rodin, *Entretiens sur l'art*, Grasset.
B. Saint Girons, *Fiat lux, Une philosophie du sublime*, Quai Voltaire.
J.-M. Shaeffer, *L'art de l'âge moderne*, Gallimard.
F. W. J. Schelling, *Textes esthétiques*, Klincksieck.
N. Schoffer, *Le nouvel esprit artistique*, Gonthier.

P.-M. Schuhl, *Platon et l'art de son temps*, P.U.F.
M. Serres, *Esthétiques sur Carpaccio*, Hermann.
M. Sherringham, *Introduction à la philosophie esthétique*, Payot.
E. Souriau, *L'avenir de l'esthétique*, P.U.F.
— *La correspondance des arts*, Flammarion.
— *Clefs pour l'esthétique*, Seghers.
— *Vocabulaire de l'esthétique*, P.U.F.
J. Starobinski, *Portrait de l'artiste en saltimbanque*, Flammarion.
G. Steiner, *Réelles présences*, N.R.F.
A. Tapies, *La réalité comme art*, Daniel Lelong.
B. Teyssèdre, *L'esthétique de la peinture figurative chez Hegel*, Hermann.
P. Valéry, *Eupalinos. Introduction à la méthode de Léonard de Vinci*, N.R.F.
P. Virilio, *Esthétique de la disparition*, Galilée.
E. Wind, *Art et anarchie*, Gallimard.

ÍNDICE

Introdução 9

Primeira Parte — AS FASES DA ESTÉTICA

Capítulo Um — O platonismo ou a época do dogmatismo 15

    I O platonismo 17
    II O aristotelismo 25
    III O neoplatonismo 28

Capítulo Dois — O kantismo ou a idade da crítica 31

    I Os pré-kantianos 31
    II Kant 35
    III Os pós-kantianos 42

Capítulo Três — O positivismo ou a idade moderna 51

    I As estéticas positivistas 53
    II As estéticas dealistas 58
    III As estéticas críticas 62
    IV As estéticas libertárias 67

Segunda Parte — OS DOMÍNIOS DA ESTÉTICA

Capítulo Quatro — Filosofia da Arte 73

    I A natureza da Arte 73
    II O critério da Arte 77
    III O valor da Arte 79

Capitulo Cinco — Psicologia da Arte 83

    I A contemplação 84
    II A criação 88
    III A interpretação 92

Capítulo Seis — Sociologia da Arte 97

    I Do público 98
    II Da obra 100
    III Do meio 104

Terceira Parte — OS PROBLEMAS DA ESTÉTICA

Capítulo Sete — Axiologia da Arte 111

    I A Arte e a Ciência 112
    II A Arte e a Moral 113
    III A Arte, a Natureza, a Indústria e a Religião 115

Capítulo Oito — O sistema das Belas-Artes 117

    I Os sistemas clássicos 117
    II Os sistemas actuais 118
    III A «Relação das Artes» 121

Capítulo Nove — Metodologia da Arte 123

    I Objecto da Estética 123
    II Métodos da Estética 124
    III Perspectivas 125

BIBLIOGRAFIA 129

ARTE E COMUNICAÇÃO

1. *Design e Comunicação Visual*, Bruno Munari
2. *A Realização Cinematográfica*, Terence Marner
3. *Modos de Ver*, John Berger
4. *Projecto de Semiótica*, Emilio Garroni
5. *Arte e Técnica*, Lewis Mumford
6. *Novos Ritos, Novos Mitos*, Gillo Dorfles
7. *História da Arte e Movimentos Sociais*, Nicos Hadjinicolau
8. *Os Meios Audiovisuais*, Marcello Giacomantonio
9. *Para uma Crítica da Economia Política do Signo*, Jean Baudrillard
10. *A Comunicação Social*, Olivier Burgelin
11. *A Dimensão Estética*, Herbert Marcuse
12. *A Câmara Clara*, Roland Barthes
13. *A Definição da Arte*, Umberto Eco
14. *A Teoria Estética*, Theodor W. Adorno
15. *A Imagem da Cidade*, Kevin Lynch
16. *Das Coisas Nascem Coisas*, Bruno Munari
17. *Convite à Música*, Roland De Candé
18. *Educação pela Arte*, Herbert Read
19. *Depois da Arquitectura Moderna*, Paolo Portoghesi
20. *Teorias Sobre a Cidade*, Marcella Delle Donne
21. *Arte e Conhecimento*, Jacob Bronowski
22. *A Música*, Roland De Candé
23. *A Cidade e o Arquitecto*, Leonardo Benevolo
24. *História da Crítica de Arte*, Lionello Venturi
25. *A Ideia de Arquitectura*, Renato De Fusco
26. *Os Músicos*, Roland De Candé
27. *Teorias do Cinema*, Andrew Tudor
28. *O Último Capítulo da Arquitectura Moderna*, Leonardo Benevolo
29. *O Poder da Imagem*, René Huyghe
30. *A Arquitectura Moderna*, Gillo Dorfles
31. *Sentido e Destino da Arte I*, René Huyghe
32. *Sentido e Destino da Arte II*, René Huygue
33. *A Arte Abstracta*, Dora Vallier
34. *Ponto, Linha, Plano*, Wassily Kandinsky
35. *O Cinema Espectáculo*, Eduardo Geada
36. *Curso da Bauhaus*, Wassily Kandinsky
37. *Imagem, Visão e Imaginação*, Pierre Francastel
38. *A Vida das Formas*, Henri Focillon
39. *Elogio da Desarmonia*, Gillo Dorfles
40. *A Moda da Moda*, Gillo Dorfles
41. *O Impressionismo*, Pierre Francastel
42. *A Idade Neobarroca*, Omar Calabrese
43. *A Arte do Cinema*, Rudolf Arnheim
44. *Enfeitada de Sonhos*, Elizabeth Wilson
45. *A Coquetterie, ou A Paixão do Pormenor*, Catherine N'Diaye
46. *Uma Teoria da Paródia*, Linda Hutcheon
47. *Emotion Pictures*, Wim Wenders
48. *O Boxe*, Joyce Carol Oates
49. *Introdução ao Desenho Industrial*, Gillo Dorfles
50. *A Lógica das Imagens*, Wim Wenders
51. *O Novo Mundo das Imagens Electrónicas*, Guido e Teresa Aristarco
52. *O Poder do Centro*, Rudolf Arnheim
53. *Scorsese por Scorsese*, David Thompson e Ian Christie
54. *A Sociedade de Consumo*, Jean Baudrillard
55. *Introdução à Arquitectura*, Leonardo Benevolo
56. *A Arte Gótica*, Wilhelm Worringer
57. *A Perspectiva como Forma Simbólica*, Erwin Panofsky
58. *Do Belo Musical*, Eduard Gusdorf
59. *A Palavra*, Georges Gusdorf
60. *Modos & Modas*, Gillo Dorfles
61. *A Troca Simbólica e e Morte – I*, Jean Baudrillard

ARTE E COMUNICAÇÃO

62. *A Estética*, Denis Huisman
63. *A Troca Simbólica e a Morte – II*, Jean Baudrillard
64. *Como se Lê uma Obra de Arte*, Omar Calabrese
65. *Ética do Construir*, Mário Botta
66. *Gramática da Criação*, Wassily Kandisnky
67. *O Futuro da Pintura*, Wassily Kandinsky
68. *Introdução à Análise da Imagem*, Martine Joly
69. *Design Industrial*, Tomas Maldonado
70. *O Museu Imaginário*, André Malraux
71. *A Alegoria do Património*, Françoise Choay
72. *A Fotografia*, Gabriel Bauret
73. *Os Filmes na Gaveta*, Michelangelo Antonioni
74. *A Antropologia da Arte*, Robert Layton
75. *Filosofia das Artes*, Gordon Graham
76. *História da Fotografia*, Pierre-Jean Amar
77. *Minima Moralia*, Theodor W. Adorno
78. *Uma Introdução à Estética*, Dabney Townsend
79. *História da Arte*, Xavier Barral I Altet
80. *A Imagem e a Sua Interpretação*, Martine Joly
81. *Experiência e Criação Artística*, Theodor W. Adorno
82. *As Origens da Arquitectura*, L. Benevolo e B. Albrecht
83. *Artista e Designer*, Bruno Munari
84. *Semiótica da Publicidade*, Ugo Volli
85. *Vocabulário de Cinema*, Marie-Thérèse Journot
86. *As Origens da Pós-modernidade*, Perry Anderson
87. *A Imagem e os Signos*, Martine Joly
88. *A Invenção da Moda*, Massimo Baldini
89. *Ver, Compreender e Analisar as Imagens*, Laurent Gervereau
90. *Fantasia*, Bruno Munari
91. *História da Linguagem*, Julia Kristeva
92. *Breviário de Estética*, Benedetto Croce